第一本專為腎臟病患者打造的運動法，
多人已改善腎臟功能，防止病況惡化

腎臟病可以靠運動治好！

日本腎臟專科醫師
上月正博——著
蘇珽詡——譯

推薦序

慢性腎臟病，一個全球化，且日漸劇增的病。它讓人們聞之喪膽，甚至被一些人給它封了「富貴病」的「雅號」，因為得了末期腎病的人，需要接受昂貴的腎臟替代治療，例如腎臟移植，或者終身的血液或腹膜透析。

隨著醫療與科技的發展，腎臟替代治療的素質也隨之提高，延長了慢性腎病患者的生存率。

但是，過度的依賴藥物與治療，讓很多醫生們都忽略了調整其它能幫助提高腎病患者健康的生活習慣，例如飲食和適量的運動。

這本書，以科學的角度，詳細的示範和解釋了如何用運動，來幫助腎患者提升他們的健康。這個以運動來恢復健康的方法，是我們醫學上急缺，需要關注和提倡的。

身為一個腎臟科主治醫生，我對這本書的作者想法深感同意，贊同腎病患者需要適量運動，配合飲食，以及醫療，一起並肩同行，才能達到大家所期望的身心健康。

馬來西亞腎臟專科醫師　尤雄淞

Dr Yew Shiong Shiong
MBBS (UM), MRCP (UK),
National Specialist Register (Internal medicine and Nephrology),
American Society of Nephrology (Member),
The Transplantation Society (Member)

尤雄淞　醫生
馬來亞大學醫學與外科學士學位
英國皇家醫師學院成員
馬來西亞國家專醫註冊（內科與腎臟科）
美國腎臟病學會成員
國際移植學會成員

前言

近年來，「**慢性腎臟病**」（Chronic Kidney Disease，簡稱 CKD）的治療正在發生巨大的變化。

所謂慢性腎臟病，是指腎臟慢性且持續發生障礙的狀態，**日本國內患者數大約是 1330 萬人**。糖尿病患者數大約是 1000 萬人，所以慢性腎臟病的患者人數比糖尿病患者還多，而且**成人當中每 8 人就有 1 人**罹患此疾病。

對我們而言，慢性腎臟病是極度貼近生活的疾病，已經可以稱為「國民病」了。

在過去，腎臟病被認為是「不治之症」或「到最後會讓人死亡的疾病」。就是因為有這樣的觀念，所以只要被檢查出腎功能衰退或被診斷為慢性腎臟病，當事人都會感到備受打擊。

不過，這種思考方式現在已經改變了。

慢性腎臟病正在變成**「能夠改善的疾病」**或**「能夠減緩惡化的疾病」**。

這個現象的背後有一項原因是關於腎臟病的研究有進展。腎臟病治療方法本身有了很大的變化。然後，在這些不斷變化的治療方法當中，有個方法引起了大家的注意。

那就是本書將要介紹的**「東北大學式腎臟復健法」**。

以前，腎臟病患者的治療原則是「靜養第一」。

那是因為我們知道如果運動的話，人體會產生對腎臟病患者有害的蛋白尿。另外，也有報告指出進行馬拉松等激烈運動後，腎臟功能會惡化。

因此，運動被認為是讓慢性腎臟病惡化的主要原因，被當作診療指標的腎臟病診療指引當中也有一條「限制運動」。

但是，**現在已經發現靜養第一和限制運動這些過去的常識**是不正確的。

那是20幾年前的事了。我在研究慢性腎臟病的過程中，逐漸開始懷疑，靜養第一這個常識真的是正確的嗎？

因為我們進行的實驗顯示出了「運動會改善慢性腎臟病」的結果（詳細內容會在文章內介紹）。

那個時候，每個人都相信著靜養第一的原則，所以我們的研究成果並沒有獲得認可。

不過，在持續做研究的期間，我們的研究漸漸地被世界各國看到，進入21世紀後，美國官方率先認可了針對慢性腎臟病的運動療法的健康效果。

醫界也已經發現，造成患者被限制運動原因的蛋白尿，其實是暫時性的產物。

現在，從長期的角度來看，輕度到中度的運動與其說是對慢性腎臟病的患者有害，不如說反而可以為患者帶來顯著的健康效果。

從**「限制運動」到「鼓勵運動」**——。

可以說是發生了哥白尼式的轉變。

在文章內會詳細說明，這項發現首先已經利用動物實驗確定了效果，臨床現場也正在不斷地持續收集到更多證據。

另外，跟腎臟復健有關的健保診療費用也正在升高。這無非是代表著，我們提出來的腎臟復健法被公共機關評定為一種治療方法了。

東北大學式腎臟復健法是在這20多年間的研究成果之上建立起來的，是**全日本第一個為慢性腎臟病患者打造的改善計畫**。

靠著這個復健法，我們已經能夠改善衰退的腎臟功能或者減緩慢性腎臟病的惡化了。

另外，我們也發現不只還不需要透析的保守治療期患者受惠，對於有在做人工透析（以人工機器代替腎臟功能的治療，台灣俗稱「洗腎」）的患者來說，腎臟復健法也有為他們帶來好的影響。

本書將會詳細解說和介紹我們實際推薦給患者，並獲得顯著成果的東北大學式腎臟復健法。

與飲食和生活習慣的改善並行，把適當的運動也當作自我照護的一環，在改善慢性腎臟病方面將會成為一大助力。

「如果沒有做腎臟復健，我現在就不會在這裡了。」說出這句話的是大沼明先生（86歲）。

大沼先生在35歲左右罹患了糖尿病。空腹血糖值大約是180mg/dl（正常值為110mg/dl以下）。因為工作繁忙，所以他把疾病放著不管，結果在71歲時因為心肌梗塞（心臟血管堵塞的疾病）而倒下了。

同時，大沼先生也被告知他的腎臟變得非常衰弱，是糖尿病惡化造成的糖尿病腎病變。他在2006年開始做人工透析，到現在已經持續了10年以上的透析治療。

大沼先生是跟我們在東北大學的復健教室合作的附設醫院患者之一，他跟其他患者一樣非常努力地在做腎臟復健。

支撐著大沼先生身心的支柱，就是腎臟復健。

開始透析後，在透析的這段時間內，大沼先生會在床上持續做踩腳踏車運動（手足健身車），這是**「腎臟復健運動」**（第3章會詳述）的其中一個項目。

不用做透析的日子，大沼先生也會提醒自己做「腎臟復健運動」的代表性運動，也就是健走。他出門購物或辦事的時候，一定都用走的。來回的路程大約可以走40分鐘。

然後他在家裡也會每天做20分鐘的**「腎臟復健肌力訓練」**（第3章會詳述）。

長期持續做透析的話，體力會漸漸衰退，不少患者到最後都必須依賴輪椅，不過大沼先生雖然已經做了10年以上的人工透析，還是非常有精神。

大沼先生過去曾經超過10％的糖化血色素（能知道過去一到兩個月的血糖狀

態的數值。6.5％以上就是糖尿病）現在降到了6.6％。

血壓也降得比以前更低，收縮壓維持在130mmHg左右，舒張壓則是維持在70mmHg左右（高血壓是收縮壓140mmHg以上，或舒張壓90mmHg以上）。

就連腎功能衰退時很明顯的水腫狀態，也在做了腎臟復健之後消失了。

其他還有以下這些例子。

「我曾經腎功能衰退還差點要做人工透析，不過做了腎臟復健之後，腎功能指數就回升了，甚至還恢復到了不用擔心要做透析的數值。」（69歲，男性）

「我從年輕時就有腎臟病，但開始做腎臟復健之後，連續幾十年都過高的尿蛋白終於回到了正常值，不用擔心要做透析了。」（71歲，女性）

「糖尿病惡化之後引發了糖尿病腎病變，然後我開始接受透析治療。不過，現在血糖值和血壓都降到了正常值以下而且很穩定。我看過很多人因為做透析而

精疲力盡，但是我現在每天都很有精神，這都是腎臟復健的功勞。」（65歲，男性）

「因為遺傳疾病的關係，我40幾歲就開始做透析了。那之後雖然已經過了25年，但因為我有持續在做腎臟復健，所以我體力好到能自己騎腳踏車去醫院做透析，降血壓藥的劑量也減少了。」（70歲，男性）

拿起這本書閱讀的人當中，應該有人是在健康檢查等情況下被檢查出腎功能衰退而受到了強烈的打擊吧。如果是被診斷出有「慢性腎臟病」的人，那打擊又更大了。

「我的人生從今以後會變成什麼樣子？」

我想應該很多人心裡都懷抱著這樣的不安與擔憂。

但就像前面提過的例子一樣，如果腎功能衰退還沒到很嚴重的狀態，只要有技巧地將腎臟復健和治療結合在一起，**就能得到充分治癒的機會**。

另外，觀察有在做透析的患者的例子也能明白，就算是腎功能已經惡化到無法改善的患者，一樣能夠在跟腎臟病共存的同時活得有精神又長壽。

這本書我想要推薦給有以下狀況的人。

- 有高血壓或糖尿病這種會引發慢性腎臟病的生活習慣病患者
- 健康檢查時被檢查出腎功能衰退或蛋白尿的人
- 被醫生宣告「再這樣下去要做透析了」的人
- 目前正在做人工透析，希望盡可能保持最佳狀態的人
- 家族中有罹患腎臟病的人

而且這項名為復健的療法有著**「低風險、低成本、高回報」**的優點。

也就是說，副作用之類的風險很少，不用花錢，只要持續下去就有可能看見巨大的效果。

「想先了解腎臟復健法效果」的人可以直接先看第2章，「想要快點確認做法」的人則是可以直接看第3章。

當然，從慢性腎臟病的基本說明到檢查方式和分期都想好好了解的人，就請從第1章開始看起。

那麼，各位，請開始吧！

2018年12月

東北大學研究所醫學系研究科教授・腎臟專科醫師　上月正博

腎臟病可以用運動治好！

目次

第1章 慢性腎臟病是怎樣的疾病呢？

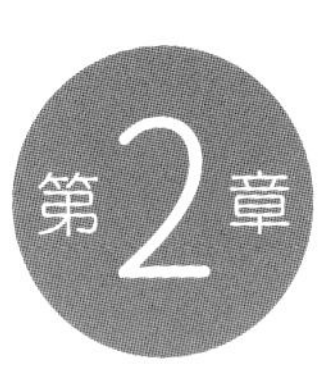

腎臟復健的效果

腎臟復健的做法

第4章 提高腎功能的生活Q&A

第5章 實踐了腎臟復健法患者們的心聲

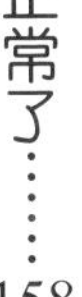
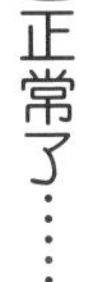

第1章

慢性腎臟病是怎樣的疾病呢？

已知患者人數超過1300萬人！

在提到**「從限制運動到鼓勵運動」**這個發生在慢性腎臟病治療法上的巨大變化之前，我們先來了解慢性腎臟病到底是怎樣的疾病。

首先是病名。

慢性腎臟病這個病名，是進入21世紀後才出現的新名詞。慢性腎臟病是從英文的Chronic Kidney Disease翻譯過來的（經常簡稱為CKD）。

各位，在聽到這個熟悉的名詞後，你們可能會認為「慢性腎臟病是從很久以前就存在的疾病」，但其實並不是這樣。在20世紀，並沒有這個名字的疾病。

腎臟病的治療正在產生變化，被賦予這個新的名字也是變化之一。

如果在20世紀時還沒有慢性腎臟病，那現在這個叫作慢性腎臟病的疾病是從哪裡來的呢？

以前腎臟病有許多種類，各自都被當成獨立的疾病來治療。是在進入21世紀後，美國人才開始提倡將各種腎臟病全部整合成一種疾病。這是發生在2002年的事情。

世界各國都接受了這項提案，日本也不例外。

也就是說，**到目前為止被當成許多分散的疾病個別處理的各種腎臟病，全部被整合起來之後就是所謂的慢性腎臟病**。

當然，會出現這樣想法上的改變是有理由的。

以前，腎臟專科醫生會分別單獨處理每一種不同的腎臟病。還有很多是腎臟專科醫生以外的人很難立即發現的腎臟病。

這種情況下，一般的醫生很容易忽略掉腎功能衰退的警訊，所以經常看到讓患者的病情惡化，或者讓患者的死亡風險升高的案例。

醫界逐漸發現，個別處理許多種類的腎臟病其實沒有辦法確實拯救到眾多患者當中的每一個人。

於是，醫生們為種類眾多的腎臟病設置了簡單易懂的指標，把這些腎臟病囊括為一種「症候群」，並且將此症候群視為治療的對象。

「慢性腎臟病」這個病名不只是為了腎臟專科醫生取的，也是為了一般的內科醫生和患者們。

像這樣將許多腎臟疾病全部整合起來之後，我們也發現在日本有 1330 萬個慢性腎臟病患者，比糖尿病患者的 1000 萬人多出 300 萬人以上。

如果沒有用新病名將腎臟病整合，我們一定不會知道原來有這麼多的患者。

換句話說，做了統計後，我們可以清楚地看到這個疾病對我們的健康造成了龐大的危害。

慢性腎臟病的診斷標準為**「因為蛋白尿、血尿或影像診斷的結果，而被判斷為有腎功能障礙」、「腎臟功能衰退」的狀態持續三個月以上**。

這也是希望能藉由設立明確的標準，讓這項重大疾病能比以前更順利地達到早期發現、早期治療的目的。

不用說，我們提倡的「東北大學式腎臟復健法」也是針對這項被整合成慢性

慢性腎臟病的診斷標準

❶ 因為蛋白尿、血尿
或影像診斷的結果
而被判斷為有腎功能障礙

❷ 腎臟功能衰退
腎絲球過濾率（48~51 頁）
低於 60ml/min（分鐘）/1.73 ㎡

❶❷ 其中一項或兩項都
持續三個月以上

（出自日本腎臟學會「CKD 診療指引 2012」）

腎臟病的新治療法。

腎臟的構造與功能

那麼，我們來確認腎臟有哪些基本功能吧。

腎臟有兩個，位於腰部且左右對稱。形狀很像蠶豆，一個腎臟的重量是120～160g。大小約等於一個拳頭。

腎臟最重要的功能就是製造尿液。

從心臟送出的血液大約有4分之1流進腎臟。腎臟內部有許多稱為「腎絲球」的過濾器，流進腎臟的血液會被彷彿像是滴漏式咖啡濾紙的腎絲球過濾。

過濾後的產物稱為「原尿」，一天大約會製造出150公升。

原尿當中除了身體不需要的老舊廢物之外，也含有身體仍然需要的養分。留

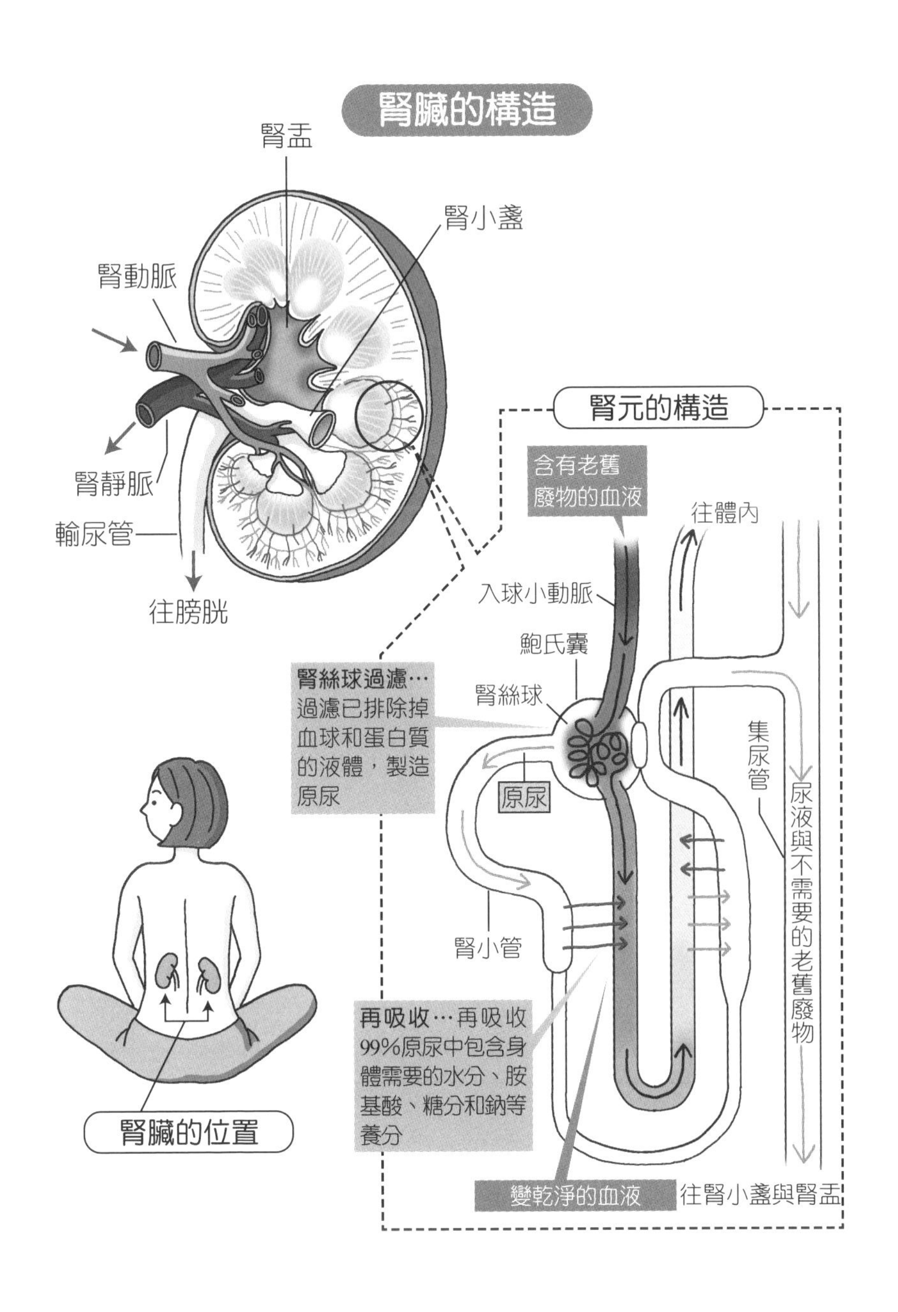
腎臟的構造
腎盂
腎小盞
腎動脈
腎靜脈
輸尿管
往膀胱
腎元的構造
含有老舊
廢物的血液
往體內
入球小動脈
鮑氏囊
腎絲球過濾…
過濾已排除掉
血球和蛋白質
的液體，製造
原尿
腎絲球
原尿
集尿管
尿液與不需要的老舊廢物
腎小管
再吸收…再吸收
99%原尿中包含身
體需要的水分、胺
基酸、糖分和鈉等
養分
變乾淨的血液
往腎小盞與腎盂
腎臟的位置

在這個原尿當中的必需物質會在通過「腎小管」這個細長管子的時候再次被吸收回血液裡。

剩下的老舊廢物會成為尿液，從輸尿管進入膀胱，被排泄出體外。

腎絲球和腎小管合起來稱為「腎元」。一個正常的腎臟內大約有一百萬個腎元。

也就是說，所謂的**腎功能衰退指的就是健康的腎元數量減少，調整體內環境的功能無法充分運作**。

腎臟還有很多其他的功能。

- 控制血壓
- 調整體液和離子的平衡
- 分泌造血激素（紅血球生成素），促進骨髓內紅血球的生成
- 活化維生素Ｄ，促進鈣質吸收，讓骨骼強壯

因為腎臟掌管許多不同的功能，所以腎功能一旦衰退，不只會讓老舊廢物和水分累積在體內，還會引發許多的不適。

舉例來說，如果擔任過濾器的腎絲球因為某些原因而受損，尿液中就會出現蛋白質。這就是「蛋白尿」。

蛋白尿是顯示腎絲球發生障礙的重要徵兆。也是慢性腎臟病的診斷標準之一。

另外還會引起其他各式各樣的問題，例如紅血球製造量不足引發貧血，導致身體虛弱，或維生素D無法活化，導致骨骼變脆弱等等。

為什麼慢性腎臟病很可怕——①沒有自覺症狀

慢性腎臟病是會不斷惡化的疾病。

病情越嚴重，腎臟功能越差，能發揮功能的腎元數量越少。這樣一來，剩下的腎元負擔就會變大。

只靠少數的腎元進行相同的工作，會讓受損的腎元更加衰退……因此症狀會逐漸地惡化下去。

而且慢性腎臟病**在病情極度惡化之前不會出現自覺症狀**。腎臟是非常會忍耐的內臟，就算感受到負擔也會努力完成工作，所以幾乎不會出現功能衰退的徵兆。

因為這個特徵的關係，如果一個人都不做健康檢查，很有可能就真的完全不會注意到腎臟功能的衰退。

這正是慢性腎臟病可怕的地方。

病情會在不知情的情況下變嚴重，然後會出現夜間頻尿、水腫、疲勞感、無力感、噁心感、食慾不振和頭痛這些自覺症狀。

但是，出現這些明顯症狀的時候，通常慢性腎臟病也已經很嚴重了。

附帶一提，腎臟功能衰退、無法正常運作的狀態稱為「腎衰竭」。

腎衰竭分成**「急性腎衰竭」**和**「慢性腎衰竭」**兩種。

急性腎衰竭是指腎功能迅速（一天內到數週內）衰退。脫水、休克和藥物為發病原因。急性腎衰竭有可能在經過適當的治療後恢復正常的腎臟功能。

另一方面，慢性腎衰竭則是腎功能在好幾個月，甚至幾十年的期間內緩慢地惡化，慢性腎臟病惡化到最後就會變成慢性腎衰竭。

變成慢性腎衰竭後，腎功能就沒有恢復的希望了。腎功能衰退的情況會更嚴重，許多患者都會進入慢性腎衰竭的最後階段**「末期腎衰竭」**。

進入末期腎衰竭的階段後，不只無法正常地過日常生活，還會有生命危險。

因此，患者需要能代替功能極度衰退的腎臟的治療方法。一個方法是透析療法，另一個方法是腎臟移植（後面會詳述）。

目前末期腎衰竭的案例在全世界正在不斷地增加。

在日本，因為末期腎衰竭而接受人工透析治療（透析療法的一種，以人工機器代替腎臟功能的治療，台灣俗稱「洗腎」）的患者數量每年都在增加。**2011 年**

超過30萬人，2017年則是超過了33萬人。

透析患者數量增加到這麼多的原因，絕對跟這個疾病很難發現有關。

為什麼慢性腎臟病很可怕——②與生活習慣病的關聯

不健康的生活習慣，例如會成為代謝症候群元凶的飲食習慣、運動不足和吸菸等等，會引發高血壓、糖尿病或高脂血症這些生活習慣病。

這些疾病都和慢性腎臟病有很深的關聯。

腎臟隨時都會有大量的血液流入，因此，**腎臟是很容易被血液和血管狀態影響的內臟**。如果得到了會讓血管或血流出現障礙的疾病，腎臟血管也會受到影響而產生障礙，引發慢性腎臟病。

這種情況引發的慢性腎臟病有兩個代表，一個是糖尿病引起的**「糖尿病腎病變」**，另一個是高血壓或高脂血症引起的**「腎硬化症」**。

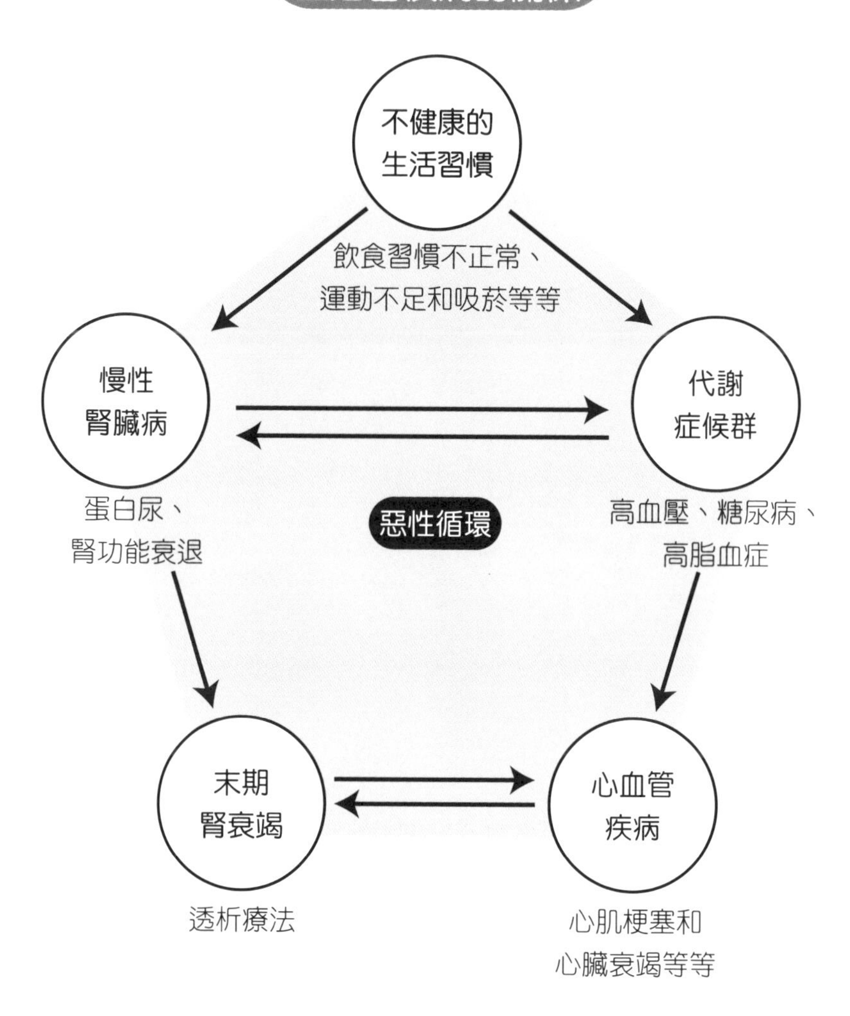
慢性腎臟病與
生活習慣病的關係
不健康的
生活習慣
飲食習慣不正常、
運動不足和吸菸等等
慢性
腎臟病
代謝
症候群
蛋白尿、
腎功能衰退
惡性循環
高血壓、糖尿病、
高脂血症
末期
腎衰竭
心血管
疾病
透析療法
心肌梗塞和
心臟衰竭等等

損。

●糖尿病腎病變

糖尿病是會讓高血糖狀態持續的疾病。慢性的高血糖狀態會讓全身的血管受損。

如同前面提過的，腎臟是腎絲球這種細小血管的集合體，如果長時間持續高血糖的狀態，腎絲球的血管壁將會受損，平常不會通過血管壁的蛋白質就會進入尿液當中。

然後腎臟的功能將會慢慢衰退，引發糖尿病腎病變。

●腎硬化症

腎硬化症是高血壓或高脂血症引起的動脈硬化（動脈變硬的狀態），導致腎臟的細小血管和腎絲球跟著變硬，使血液無法順利被過濾的疾病。

慢性腎臟病惡化到必須作透析的人，若用原因病症來分類的話，第一名到第三名分別是下列這三項。

- 第1名 糖尿病腎病變 42.5%
- 第2名 慢性腎絲球腎炎（後面會詳述）16.3%
- 第3名 腎硬化症 14.7%

（出自日本透析醫學會「本國的慢性透析療法現況（2017年）」。）

也就是說，如果把糖尿病和高血壓這兩個原因病症加起來，就達到了透析人數的將近六成。

從這類的資料也可以看出，生活習慣病跟慢性腎臟病有著密切的關聯。

再加上老化也是腎功能衰退的一個有力的重要因素。隨著年齡增長，腎功能衰退會因為老化而自然發生。

進入超高齡社會後，老年人越來越多，腎功能虛弱的人也會逐漸增加。

意思就是，**慢性腎臟病可以說是每個人都有患病風險的疾病**。

為什麼慢性腎臟病很可怕——③會引來心血管疾病

生活習慣病和慢性腎臟病這兩個重大疾病，會因為不良的生活習慣而一起惡化，還會像在互相扯後腿一樣讓彼此逐漸惡化。

舉例來說，內臟脂肪增加、高血壓和高脂血症造成動脈硬化後，腎臟的腎絲球血管就會受損，最後將會引發腎硬化症。

腎硬化症惡化之後，又會引起更嚴重的動脈硬化，成為高血壓惡化的重要因素。

也就是說，**腎硬化症是高血壓的結果，但腎硬化症也會成為高血壓的原因。**

像這樣產生的惡性循環會讓慢性腎臟病越來越嚴重。然後整個惡性循環也會和死亡風險的升高有所連結。

從以前開始大家就很清楚地知道，為了維持生命，腎臟和心臟之間有著密切的關係。

接著，大家也從許多流行病學研究和臨床研究當中發現，慢性腎臟病和心血管疾病會互相對彼此產生不好的影響。

這兩者的關係稱為**「心腎相交」**，最近特別受到重視。

目前已發現腎功能衰退會成為心肌梗塞（心臟血管堵塞的疾病）和腦中風等心血管疾病的極大危險因子。

慢性腎臟病逐漸變嚴重後，各種心血管疾病就會加速發作。到了**末期腎衰竭的階段後，因為心肌梗塞或腦中風而死亡的機率，反而比因腎臟病惡化而死亡的機率還要高出更多。**

各式各樣的腎臟病種類

其他也有很多腎臟本身的疾病是引起慢性腎臟病的危險因子。

一般被稱為「腎炎」的疾病，正確名稱應該是「**腎絲球腎炎**」。顧名思義就是腎絲球發炎，導致腎臟的過濾功能衰退的疾病，有急性和慢性兩種。

如果是急性的話，多數患者只要接受治療，腎臟就會恢復功能。

另一方面，慢性的腎炎則是在人工透析原因病症當中排第二名的「**慢性腎絲球腎炎**」。不過，這並不是單一種疾病，而是各種腎絲球慢性發炎的疾病總稱。

代表性的疾病有「IgA 腎炎」、「膜性腎炎」、「局部腎絲球硬化症」、「膜增生性腎絲球腎炎」和「慢性間質性腎炎」等等。

我來簡單說明一下這些疾病。

● IgA 腎炎

被腎絲球的微血管所包圍的部位發炎，是腎功能衰退後引發的疾病。是慢性腎絲球腎炎當中最常見的疾病。

●膜性腎炎

蛋白尿為主要症狀，經常會以腎病症候群（後面會詳述）的形式發作。

●局部腎絲球硬化症

腎絲球的一部分變硬，容易在比較短的時間內就進展到腎衰竭。

●膜增生性腎絲球腎炎

腎絲球的微血管壁變厚，腎臟功能衰退的疾病。雖然很少見，但很容易進展到腎衰竭。

●慢性間質性腎炎

腎絲球周圍的間質發炎的疾病。

其他還有會引起慢性腎臟病的遺傳性疾病「多囊性腎臟病」和症候群形式的「腎病症候群」。

●多囊性腎臟病

兩側的腎臟長出囊腫（裝滿液體的水泡），而且囊腫會隨著年齡逐漸增加和變大的遺傳性疾病。

●腎病症候群

腎病症候群沒有正確的病名。這是因腎絲球異常，導致大量的蛋白質出現在尿液當中，使得血液中蛋白質（白蛋白）減少的症狀所整合起來的名稱。

另外，近年來特別受到矚目的還有因為藥物而引發慢性腎臟病的案例。因為**長期服用消炎止痛藥或抗生素可能會讓腎臟的血流停滯，造成腎功能衰退**。為了身體健康而吃的藥其實有可能會給腎臟帶來負擔，必須要多加注意。

早期發現、早期治療的重點

雖然慢性腎臟病幾乎沒有自覺症狀，但最理想的情況當然還是早期發現、早期治療。

能夠早點發現異常當然是最好的。因此，雖然只是大致的標準，但我還是在這裡舉出一些能自我檢查的重點。

- 每次排尿，尿液都有泡沫，而且泡沫不會消失（排出了蛋白尿）
- 尿液的顏色偏棕色、像可樂的顏色，或是像紅酒一樣的紅棕色（排出了血尿）
- 沒有攝取大量的水分，但是卻一直想要上廁所（一天10次以上）
- 夜間頻尿，睡覺時不斷因為尿意而醒來
- 明明有在喝水，但是尿量極端地少（一天400毫升以下）
- 覺得戒指或鞋子變緊了（水腫現象）
- 每天起床時眼皮和臉都會水腫
- 總是很容易累，覺得全身無力
- 稍微運動一下就快要喘不過氣

・貧血或一站起來就頭昏之類的情況變多
・幾乎不會流汗，變得不容易流汗

這些徵兆也很常出現在腎功能衰退以外的患者身上，因此，請把這些當作參考標準就好。如果出現了可疑的徵兆，請不要自己下判斷，趕快去醫院接受檢查。

接著，來說明慢性腎臟病的檢查方式吧。

從尿液檢查能知道什麼？

能夠確認腎臟是否異常的檢查項目，主要是**尿液檢查和血液檢查**。

首先，從尿液檢查能知道什麼呢？

健康檢查時普遍都會做的尿液檢查，是採取被檢查者的尿液來檢查尿中成分，看看有沒有蛋白質或血液混雜在裡面。

根據身體狀況，就算腎功能沒有異常，尿液中還是有可能混雜蛋白質或血液。所以如果檢查出現異常，必須每隔一段時間就做一次檢查，確認異常狀態是否為暫時性的。

下面舉出幾個主要的尿液檢查項目。

●尿蛋白

檢查尿液中有沒有出現蛋白質。

有陰性「-」、偽陽性「±」和陽性「+」三種結果。含有的蛋白質量越多，+號的數量也會越多，以「+（1+）、++（2+）」來表示。

尿蛋白結果是（+）以上的話，必須再找時間做檢查，（+）持續三個月以上就會懷疑有慢性腎臟病。

（-）是正常。中間的（±）雖然也算正常，但還是建議定期檢查。

●尿潛血

確認尿液中有沒有混雜血液。有陰性「-」、偽陽性「±」和陽性「+」三種結果。

腎臟、輸尿管、膀胱或尿道有出血的話，就會是陽性「+」。

如果尿蛋白或尿潛血檢查結果是陽性「+」，還會做「尿沉渣檢查（使用分離離心機使尿液分層後分析殘渣）」，用顯微鏡詳細檢查尿液中的成分。

其他還有懷疑是糖尿病的人要做的「尿糖檢查（用試紙檢查尿液裡是否有出現糖分）」和「微量白蛋白檢查（對糖尿病腎病變的早期發現特別有幫助）」。

另外還有收集**一天（24小時）的尿液來準確測量尿蛋白量的「尿蛋白定量分析」**。

附帶一提，尿液的狀態會隨著排尿時間點和身體狀況改變。激烈運動後、正在發高燒時，或女性生理期中的尿液狀態會跟平常不同。在這些情況下請避免做檢查。

一般而言，腎臟如果生病，就算在靜態時也還是有很高機率會出現異常，所以學校的健康檢查都會收集早上的第一泡尿。如果在這個尿中發現異常，就有可能是腎臟病。

從血液檢查能知道什麼？

接著也來說明血液檢查吧。

透過抽血和檢查血液成分，能夠確認腎臟的功能和健康狀態。

在檢查腎功能方面最重要的就是**「血清肌酸酐值」**。肌酸酐是使用肌肉後會產生的老舊廢物，只能藉著尿液排出人體外。

血清肌酸酐很高的時候，就會認為是因為腎功能衰退，導致肌酸酐無法順利排出體外，所以才會有大量的肌酸酐殘留在血液中。

血清肌酸酐的正常值如下。

- 男性 0.65~1.09mg/dl
- 女性 0.46~0.82mg/dl

肌肉越多的人數字會越高，所以男性的正常值比女性高。

血清肌酸酐超過正常值的時候，就有可能是慢性腎臟病正在惡化。

再來，**「腎絲球過濾率（GFR）」**的檢查也能夠讓人掌握腎功能的狀態。GFR 是表示腎絲球一分鐘內能過濾多少血液、製造多少尿液的數值。單位是 ml/min（分鐘）/1.73m²，健康的人測出來會在 100 上下。

GFR 是診斷慢性腎臟病的一個指標，但如果想要準確地測量數值，還必須用試劑做點滴分析和收集尿液。

不過，只要用性別、年齡和血清肌酸酐數值去對照 48～51 頁的**「估算腎絲球**

過濾率（eGFR）一覽表」，就能推測出大概的腎絲球過濾率。

就算沒有慢性腎臟病指標之一的蛋白尿之類的腎功能障礙，只要低於 60ml/**min/1.73m² 的狀態持續三個月以上，就會被診斷為慢性腎臟病。**

如果低於 15ml/min/1.73m² 就是末期腎衰竭，必須要考慮接受透析治療。

不過，如果尿液檢查和血液檢查的結果疑似為慢性腎臟病，有時候還會再做更詳細的檢查。主要會做的是下列兩項。

●腎臟穿刺檢查

使用特殊設計的切片細針刺入腎臟，取出組織，再用顯微鏡觀察的檢查方式。有局部麻醉後用針穿刺和動手術切開取組織兩種方法，都必須住院。是在診斷腎炎和腎病症候群時常用的方法。

●影像診斷

使用CT（電腦斷層）、超音波、血管攝影或MRI（核磁共振）照出腎臟的影

2.3	2.4	2.5	2.6	2.7	2.8	2.9	3.0	3.1	3.2	3.3	3.4	3.5	3.6	3.7	3.8	3.9	4.0
33.3	31.5	30.1	28.9	27.7	26.6	25.6	24.7	23.8	23.0	22.2	21.5	20.9	20.2	19.6	19.1	18.5	18.0
31.0	29.6	28.3	27.1	26.0	25.0	24.0	23.2	22.3	21.6	20.9	20.2	19.6	19.0	18.4	17.9	17.4	16.9
29.4	28.0	26.8	25.7	24.7	23.7	22.8	22.0	21.2	20.5	19.8	19.2	18.6	18.0	17.5	17.0	16.5	16.0
28.1	26.8	25.7	24.6	23.6	22.7	21.8	21.0	20.3	19.6	18.9	18.3	17.8	17.2	16.7	16.2	15.8	15.3
27.1	25.8	24.7	23.7	22.7	21.8	21.0	20.2	19.5	18.9	18.2	17.6	17.1	16.6	16.1	15.6	15.2	14.8
26.2	25.0	23.9	22.9	21.9	21.1	20.3	19.6	18.9	18.2	17.6	17.1	16.5	16.0	15.5	15.1	14.7	14.3
25.4	24.2	23.2	22.2	21.3	20.5	19.7	19.0	18.3	17.7	17.1	16.5	16.0	15.5	15.1	14.7	14.2	13.9
24.7	23.6	22.5	21.6	20.7	19.9	19.2	18.5	17.8	17.2	16.6	16.1	15.6	15.1	14.7	14.3	13.9	13.5
24.1	23.0	22.0	21.1	20.2	19.4	18.7	18.0	17.4	16.8	16.2	15.7	15.2	14.8	14.3	13.9	13.5	13.1
23.5	22.5	21.5	20.6	19.8	19.0	18.3	17.6	17.0	16.4	15.9	15.3	14.9	14.4	14.0	13.6	13.2	12.8
23.0	22.0	21.0	20.2	19.3	18.6	17.9	17.2	16.6	16.1	15.5	15.0	14.6	14.1	13.7	13.3	12.9	12.6
22.6	21.6	20.6	19.8	19.0	18.2	17.5	16.9	16.3	15.7	15.2	14.7	14.3	13.8	13.4	13.0	12.7	12.3
22.2	21.2	20.2	19.4	18.6	17.9	17.2	16.6	16.0	15.5	14.9	14.5	14.0	13.6	13.2	12.8	12.4	12.1
21.8	20.8	19.9	19.1	18.3	17.6	16.9	16.3	15.7	15.2	14.7	14.2	13.8	13.3	13.0	12.6	12.2	11.9

表格怎麼看：

72 歲的男性

肌酸酐指數 3.1 的話，

腎功能（eGFR）為 16.3~16.6，

為 **G4 第四期**。

※ 此表格以日本腎臟學會「eGFR 男女 ・ 年齡別一覽表」為基礎製作而成

※ 一覽表的數值只是估算值。請去看專科醫生以獲得更準確的診斷。

腎功能（估算腎絲球過濾率 =eGFR）一覽表

【男性用】 ※ 用肌酸酐指數和年齡與性別去估算
單位：ml/min/1.73 ㎡

年齡 \ 肌酸酐指數	0.6	0.7	0.8	0.9	1.0	1.1	1.2	1.3	1.4	1.5	1.6	1.7	1.8	1.9	2.0	2.1	2.2
20	143.6	121.3	104.8	92.1	82.1	74.0	67.3	61.6	56.8	52.7	49.1	46.0	43.2	40.7	38.5	36.5	34.7
25	134.7	113.8	98.3	86.4	77.0	69.4	63.1	57.8	53.3	49.4	46.1	43.1	40.5	38.2	36.1	34.2	32.5
30	127.8	108.0	93.3	82.0	73.1	65.9	59.9	54.9	50.6	46.9	43.7	40.9	38.4	36.2	34.2	32.5	30.9
35	122.3	103.3	89.3	78.5	69.9	63.0	57.3	52.5	48.4	44.9	41.8	39.1	36.8	34.6	32.8	31.1	29.5
40	117.7	99.4	85.9	75.5	67.3	60.6	55.1	50.5	46.6	43.2	40.2	37.7	35.4	33.3	31.5	29.9	28.4
45	113.8	96.1	83.1	73.0	65.1	58.6	53.3	48.8	45.0	41.8	38.9	36.4	34.2	32.2	30.5	28.9	27.5
50	110.4	93.3	80.6	70.8	63.1	56.9	51.7	47.4	43.7	40.5	37.7	35.3	33.2	31.3	29.6	28.0	26.6
55	107.4	90.7	78.4	68.9	61.4	55.3	50.3	46.1	42.5	39.4	36.7	34.4	32.3	30.4	28.8	27.3	25.9
60	104.8	88.5	76.5	67.2	59.9	54.0	49.1	45.0	41.5	38.4	35.8	33.5	31.5	29.7	28.1	26.6	25.3
65	102.4	86.5	74.7	65.7	58.5	52.7	48.0	43.9	40.5	37.6	35.0	32.8	30.8	29.0	27.4	26.0	24.7
70	100.2	84.7	73.2	64.3	57.3	51.6	46.9	43.0	39.7	36.8	34.3	32.1	30.1	28.4	26.8	25.5	24.2
75	98.3	83.0	71.7	63.1	56.2	50.6	46.0	42.2	38.9	36.1	33.6	31.4	29.5	27.8	26.3	25.0	23.7
80	96.5	81.5	70.4	61.9	55.2	49.7	45.2	41.4	38.2	35.4	33.0	30.9	29.0	27.3	25.8	24.5	23.3
85	94.8	80.1	69.2	60.8	54.2	48.8	44.4	40.7	37.5	34.8	32.4	30.3	28.5	26.9	25.4	24.1	22.9

【分期】

- G1（eGFR 90 以上）和 G2（eGFR 60~89）
- G3a（eGFR 45~59）
- G3b（eGFR 30~44）
- G4（eGFR 15~29）
- G5（eGFR 低於 15）

2.3	2.4	2.5	2.6	2.7	2.8	2.9	3.0	3.1	3.2	3.3	3.4	3.5	3.6	3.7	3.8	3.9	4.0
24.4	23.3	22.3	21.3	20.5	19.7	18.9	18.2	17.6	17.0	16.4	15.9	15.4	14.9	14.5	14.1	13.7	13.3
22.9	21.8	20.9	20.0	19.2	18.5	17.8	17.1	16.5	15.9	15.4	14.9	14.5	14.0	13.6	13.2	12.8	12.5
21.7	20.7	19.8	19.0	18.2	17.5	16.9	16.2	15.7	15.1	14.6	14.2	13.7	13.3	12.9	12.5	12.2	11.9
20.8	19.8	19.0	18.2	17.4	16.8	16.1	15.5	15.0	14.5	14.0	13.5	13.1	12.7	12.4	12.0	11.7	11.3
20.0	19.1	18.3	17.5	16.8	16.1	15.5	15.0	14.4	13.9	13.5	13.0	12.6	12.2	11.9	11.5	11.2	10.9
19.3	18.5	17.6	16.9	16.2	15.6	15.0	14.5	13.9	13.5	13.0	12.6	12.2	11.8	11.5	11.2	10.8	10.6
18.8	17.9	17.1	16.4	15.7	15.1	14.6	14.0	13.5	13.1	12.6	12.2	11.8	11.5	11.1	10.8	10.5	10.2
18.2	17.4	16.7	16.0	15.3	14.7	14.2	13.6	13.2	12.7	12.3	11.9	11.5	11.2	10.8	10.5	10.2	10.0
17.8	17.0	16.2	15.6	14.9	14.4	13.8	13.3	12.8	12.4	12.0	11.6	11.2	10.9	10.6	10.3	10.0	9.7
17.4	16.6	15.9	15.2	14.6	14.0	13.5	13.0	12.5	12.1	11.7	11.3	11.0	10.7	10.3	10.0	9.8	9.5
17.0	16.3	15.5	14.9	14.3	13.7	13.2	12.7	12.3	11.9	11.5	11.1	10.8	10.4	10.1	9.8	9.6	9.3
16.7	15.9	15.2	14.6	14.0	13.5	13.0	12.5	12.0	11.6	11.2	10.9	10.5	10.2	9.9	9.6	9.4	9.1
16.4	15.6	15.0	14.3	13.8	13.2	12.7	12.3	11.8	11.4	11.0	10.7	10.4	10.0	9.7	9.5	9.2	8.9
16.1	15.4	14.7	14.1	13.5	13.0	12.5	12.0	11.6	11.2	10.9	10.5	10.2	9.9	9.6	9.3	9.0	8.8

表格怎麼看：

72 歲的女性
肌酸酐指數 3.1 的話，
腎功能（eGFR）為 12.0~12.3，
為 **G5 第五期**。

※ 此表格以日本腎臟學會「eGFR 男女 ・ 年齡別一覽表」為基礎製作而成
※ 一覽表的數值只是估算值。請去看專科醫生以獲得更準確的診斷。

腎功能（估算腎絲球過濾率 =eGFR）一覽表

【女性用】※ 用肌酸酐指數和年齡與性別去估算
單位：ml/min/1.73 ㎡

肌酸酐指數

年齡	0.6	0.7	0.8	0.9	1.0	1.1	1.2	1.3	1.4	1.5	1.6	1.7	1.8	1.9	2.0	2.1	2.2
20	106.1	89.6	77.5	68.1	60.7	54.7	49.7	45.5	42.0	38.9	36.3	34.0	31.9	30.1	28.4	26.9	25.6
25	99.5	84.1	72.7	63.9	56.9	51.3	46.6	42.7	39.4	36.5	34.0	31.9	29.9	28.2	26.7	25.3	24.0
30	94.5	79.8	68.9	60.6	54.0	48.7	44.2	40.5	37.4	34.7	32.3	30.2	28.4	26.8	25.3	24.0	22.8
35	90.4	76.3	66.0	58.0	51.7	46.6	42.3	38.8	35.8	33.2	30.9	28.9	27.2	25.6	24.2	23.0	21.8
40	87.0	73.5	63.5	55.8	49.7	44.8	40.7	37.3	34.4	31.9	29.7	27.8	26.1	24.6	23.3	22.1	21.0
45	84.1	71.0	61.4	54.0	48.1	43.3	39.4	36.1	33.3	30.9	28.8	26.9	25.3	23.8	22.5	21.4	20.3
50	81.6	68.9	59.5	52.3	46.6	42.0	38.2	35.0	32.3	29.9	27.9	26.1	24.5	23.1	21.9	20.7	19.7
55	79.4	67.1	57.9	50.9	45.4	40.9	37.2	34.1	31.4	29.1	27.1	25.4	23.9	22.5	21.3	20.2	19.2
60	77.4	65.4	56.5	49.7	44.3	39.9	36.3	33.2	30.6	28.4	26.5	24.8	23.3	21.9	20.7	19.7	18.7
65	75.7	63.9	55.2	48.6	43.3	39.0	35.4	32.5	29.9	27.8	25.9	24.2	22.7	21.4	20.3	19.2	18.3
70	74.1	62.6	54.1	47.5	42.4	38.2	34.7	31.8	29.3	27.2	25.3	23.7	22.3	21.0	19.8	18.8	17.9
75	72.6	61.3	53.0	46.6	41.5	37.4	34.0	31.2	28.7	26.6	24.8	23.2	21.8	20.6	19.5	18.4	17.5
80	71.3	60.2	52.0	45.7	40.8	36.7	33.4	30.6	28.2	26.2	24.4	22.8	21.4	20.2	19.1	18.1	17.2
85	70.0	59.2	51.1	45.0	40.1	36.1	32.8	30.1	27.7	25.7	24.0	22.4	21.1	19.8	18.8	17.8	16.9

【分期】

- G1（eGFR 90 以上）和 G2（eGFR 60~89）
- G3a（eGFR 45~59）
- G3b（eGFR 30~44）
- G4（eGFR 15~29）
- G5（eGFR 低於 15）

像來做確認的檢查方式。有能夠照出腎臟的形狀、大小、內部或動脈血流的攝影方式。

每一期的應對方法

慢性腎臟病每一期的治療方針都不一樣。

嚴重度會依照GFR和尿蛋白的檢查數值（有糖尿病的話，會以尿白蛋白值代替尿蛋白）來決定。

慢性腎臟病根據GFR分為G1～G5五個分期。G5是最嚴重的狀態。**尿蛋白（尿白蛋白）分為A1～A3三個階段**。A3是最嚴重的狀態。

請拿著檢查結果對照55頁的表格，確認一下自己現在在哪一期吧。

接著，我會給出大略的指引，讓每一期的患者知道該如何面對自己的疾病。

●第1期

你是在**「雖然腎臟出現了蛋白尿等障礙，但腎功能都還正常的階段」**。

有高血壓、糖尿病、代謝症候群、吸菸習慣或腎臟病家族史的人，較容易得到慢性腎臟病，所以請好好治療高血壓或糖尿病，並開始改善生活和飲食的習慣。

尤其是運動不足的人，我推薦更要做腎臟復健法。

然後，至少一年要做一次尿液檢查和血液檢查，持續確認腎功能是否有衰退，以及自己是否有罹患慢性腎臟病。

如果尿蛋白在2+以上，或者血尿和尿蛋白都是陽性的話，有些案例是必須讓腎臟專科醫生來診斷。這時請找熟識的家庭醫生討論。

●第2期

你是在**「腎功能輕微降低的階段」**。

第2期還是幾乎不會有任何自覺症狀。應該大多是在健康檢查的時候才會發現異常。

在還有辦法恢復的這個階段（第1～2期），開始認真做治療這個行動非常重要。

跟第1期一樣，有生活習慣病或腎臟病家族史的人，要努力治療這些原因病症，開始做飲食療法和腎臟復健法，慢慢地改善生活。

一年至少要做一次尿液檢查和血液檢查，確認腎功能是否有降得更低，以及自己是否有罹患慢性腎臟病。

如果尿蛋白在2+以上，或者血尿和尿蛋白都是陽性的話，有些案例是必須讓腎臟專科醫生來診斷。這時請找熟識的家庭醫生討論。

慢性腎臟病的嚴重度

<table>
<tr><td colspan="3">①尿蛋白指數</td><td>正常</td><td>微量</td><td>多</td></tr>
<tr><td>非糖尿病患者</td><td colspan="2">尿蛋白</td><td>- ±</td><td>1+</td><td>2+ 以上</td></tr>
<tr><td>糖尿病患者</td><td colspan="2">尿白蛋白（mg/gCr）</td><td>低於 30</td><td>30 ～ 299</td><td>300 以上</td></tr>
<tr><td rowspan="6">②腎功能 = eGFR（估算腎絲球過濾率）單位（ml/min/1.73 ㎡）</td><td rowspan="6">高 ↕ 低</td><td>G1 90 以上</td><td rowspan="2">正常</td><td rowspan="2">輕度</td><td>中度</td></tr>
<tr><td>G2 60 ～ 89</td><td rowspan="5">重度</td></tr>
<tr><td>G3a 45 ～ 59</td><td>輕度</td><td>中度</td></tr>
<tr><td>G3b 30 ～ 44</td><td>中度</td><td rowspan="3">重度</td></tr>
<tr><td>G4 15 ～ 29</td><td rowspan="2">重度</td></tr>
<tr><td>G5 低於 15</td></tr>
</table>

把橫軸的「①尿蛋白（糖尿病患者是尿白蛋白）指數」和
縱軸的「② eGFR 指數」組合在一起，將腎功能分成
正常、輕度、中度和重度四個階段（eGFR 一覽表請看 48~51 頁）

●第3期

你是在「**腎功能降到輕度衰退到重度衰退之間的階段**」。

有可能已罹患慢性腎臟病，建議去醫院看診，接受腎臟專科醫生的診斷。

腎臟的功能跟健康時相比只剩下一半。到了這個階段，水腫、尿液異常和容易疲勞之類的自覺症狀會開始出現。

治療的重點為原因病症的治療、腎臟復健、利用飲食療法等，改善生活習慣以及藥物治療。

另外，第3期根據腎功能衰退的程度還可再分為「第3a期（輕度到中度衰退，GFR為45～59）」和「第3b期（中度到重度衰退，GFR為30～44）」。

進入第3b期後就非常有可能已經是慢性腎臟病。請盡早去醫療機構看診，並且和腎臟專科醫生討論。

●第4期

你是在**「腎臟功能重度衰退的狀態（腎功能不到健康時的30％）」**。這個階段的腎功能已經無法再恢復了。

水腫、尿量減少、高血壓和貧血等，各種症狀都會出現。有很高的風險會發展成需要透析治療的重度腎衰竭，也很容易罹患心肌梗塞或腦中風之類的心血管疾病。

需要請腎臟專科醫生治療。**治療的目標是維持現狀，盡可能延後透析治療**。必須小心尿毒症（應該要隨著尿液排出的老舊廢物堆積在血液中的疾病）和心血管疾病的併發症，同時進行更嚴格的飲食療法、腎臟復健、生活習慣改善以及藥物治療。

尿毒症患者因為老舊廢物容易累積在體內，所以會有頭痛、食慾不振、嘔吐和失眠等症狀，如果放著不管會有致死的危險性。

●第5期

你已經是**末期腎衰竭**了。

因為腎臟幾乎無法運作，所以需要腎臟替代療法。腎臟替代療法包含**透析療法**和**腎臟移植**。

大部分腎功能衰退都會併發各種的異常（貧血、礦物質異常或骨骼異常等等），這些病症也都需要治療。

請先聽腎臟專科醫生說明透析療法和腎臟移植的內容，事先決定好當必須進行這些治療時的選擇。

另外，透析療法還分成利用**人工腎臟的「血液透析」和利用自身腹膜的「腹膜透析」**。

另一方面，腎臟移植分成「屍腎移植」和「活腎移植」，分別是接受往生者提供的腎臟和接受家人或親戚提供的腎臟。

在日本，腎臟移植的案例很少，患者幾乎都是選擇接受透析療法。

人工透析的種類

血液透析

將血液引流到體外，去除有害成分後再引流回體內的方法。一週要去醫院做 3 次治療，一次 4~6 小時。

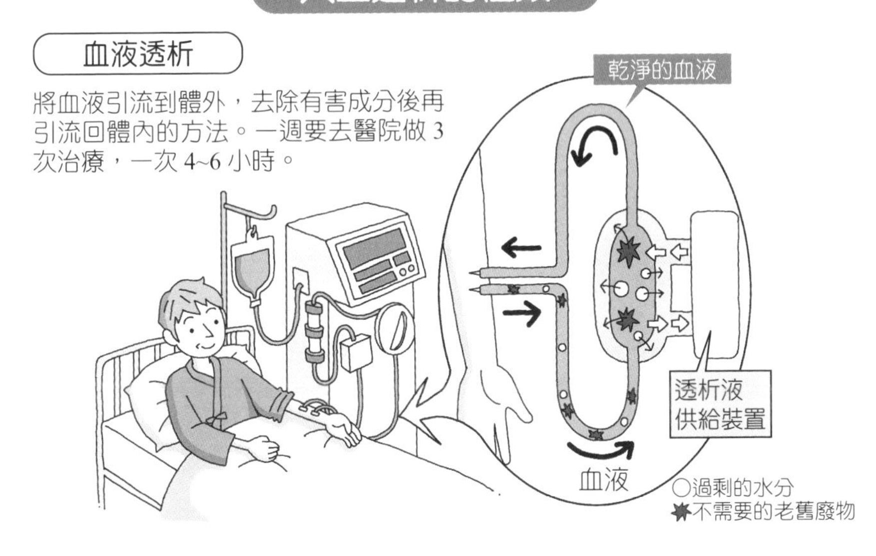

腹膜透析

利用覆蓋著內臟的腹膜，藉著血液和透析液的滲透壓差距來去除有害成分的方法。一天要換四次透析液。

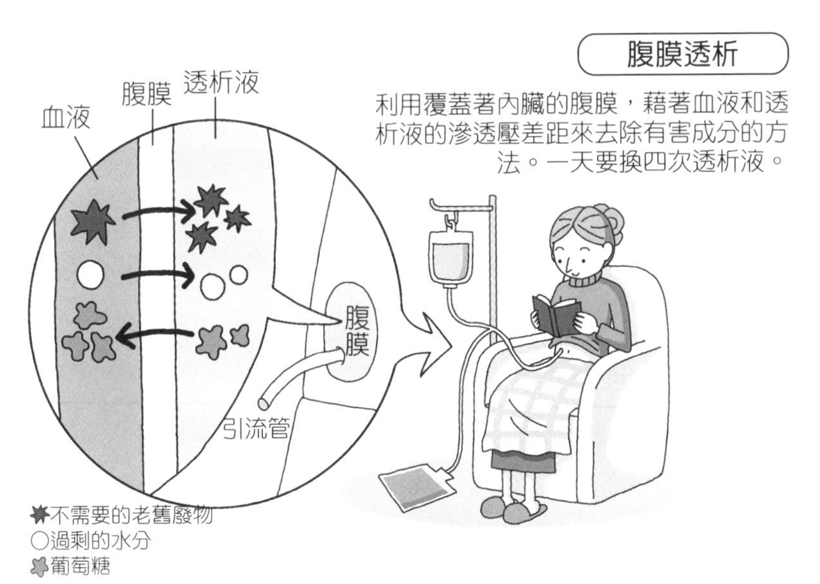

做透析的患者當中，有九成以上都是接受血液透析。

血液透析是將血液引流到體外，讓名叫透析器的機器去除老舊廢物和多餘的鹽分及水分，然後再將血液引流回體內的方法。一週要去醫療機構做三次，一次透析要花4～6小時。

不管是血液透析還是腹膜透析，都只能代替一部分的腎功能，所以患者都還是必須限制飲食和接受藥物治療。

另外，我推薦各位在接受透析治療的同時，也要持續做腎臟復健法。**因為我們已經發現，我們提倡的腎臟復健法在末期腎衰竭患者的健康管理方面也能派上用場。**

治療的四個切入點

只要罹患慢性腎衰竭，腎臟就無法恢復到原本的狀態了，但可以減緩惡化的速度。為了減緩惡化而做的綜合健康管理稱為保守治療。

現在你已經確認自己在哪一期了吧。那麼，應該也已經知道患病的原因了。接下來，要利用保守治療保住剩下的腎功能，可以的話最好再提高腎功能，減緩惡化的速度。

具體來說，就是利用藥物治療消除掉引起慢性腎臟病的原因（生活習慣病等），同時搭配飲食療法和腎臟復健法，逐漸改善生活習慣。

最重要的是患者自己必須積極地改變生活，認真地去改善病情。

慢性腎臟病可以說是生活習慣病之一。每天累積的成果會和實際數字的改善以及良好狀態的維持產生連結。

統整一下到目前為止的內容，可以將治療大致分成下列兩個重點。

①原因病症的治療

②生活習慣的改善

接著，這兩個重點的實際做法可以從下列四個點切入。

①藥物療法（治療形成原因病症的生活習慣病等等）
②飲食療法（減鹽、限制蛋白質和生活習慣病的對策等等）
③腎臟復健法（下一章開始會詳細介紹）
④生活習慣的改善（禁菸、睡眠等等）

具體的治療方法和自我照護，會因為患者每個人的原因病症和分期不同而不一樣。

主治醫生會視這些情況做出綜合的判斷，把藥物療法、飲食療法、運動療法（腎臟復健）和生活習慣的改善組合起來做治療。

還不需要做透析的保守治療時期，必須定期做檢查，一邊確認治療的效果和病情的變化一邊進行。

患者必須定期測量血壓和體重，並且記錄下來給主治醫生看，因此家人和身邊親朋好友的協助也不可或缺。可以的話，請讓身邊的人積極地參與你的飲食療法和服藥管理。

這當中特別重要而且一定要實踐的就是我們提倡的「東北大學式腎臟復健法」。

下一章我就來針對「為何腎臟復健會有效果」做詳細的說明吧。

第2章

腎臟復健的效果

「限制運動」變成「鼓勵運動」的原因

從腎功能衰退的人到有在做人工透析（以人工機器代替腎臟功能的治療）的患者，醫生都開始會建議要做「適當的運動」了。

就像我在「前言」裡講過的，到目前為止慢性腎臟病的治療原則都是「靜養第一」，患者也會被建議少做運動。不過近年來，**大家開始用跟以前完全相反的方針來思考了**。

在過去，大家認為慢性腎臟病患者只要一運動，就會給身體帶來蛋白尿之類的危害。

蛋白質原本不會通過擔任過濾裝置的腎絲球，運動後會排出蛋白尿，就是因為蛋白質通過了腎絲球。這個狀態會給腎絲球帶來負擔。

因為大家認為蛋白質通過腎絲球的狀態一直持續的話，會加快病情的惡化，所以過去所抱持的觀念都是運動對慢性腎臟病的患者不好。

從「限制運動」到「鼓勵運動」

過去的慢性腎臟病患者＝「限制運動」

- 為了不讓腎功能惡化，必須好好靜養
- 透析前後容易疲勞，患者常坐著或躺著

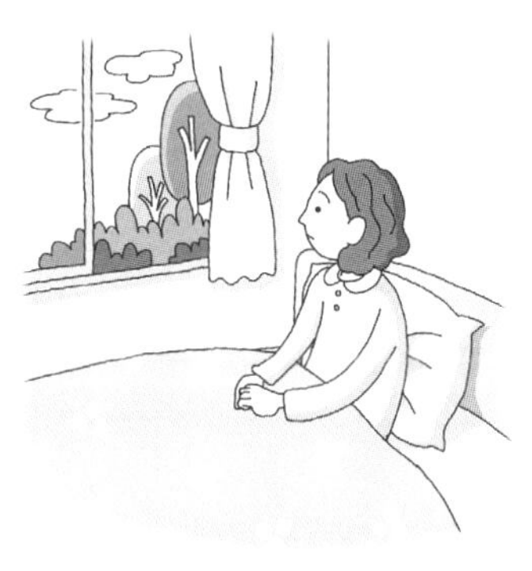

從今以後的慢性腎臟病患者＝「鼓勵運動」

- 運動不會讓腎功能惡化，反而會改善腎功能
- 現在也發現能改善透析效率

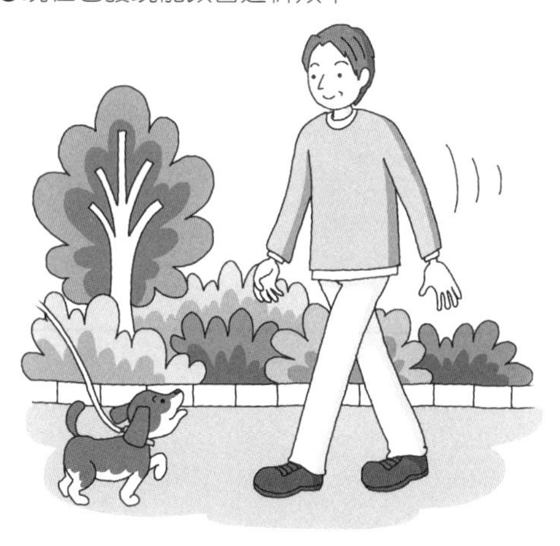

但是，在那之後的研究卻顯示，對於慢性腎臟病患者來說，運動也是非常重要的。

不過，從限制運動到鼓勵運動，這樣的思考方式並不是瞬間就改變的。

事情的開端是在距今20多年前的1995年。

當時我正在利用末期腎衰竭的實驗老鼠研究降血壓的藥物。讓老鼠運動後，老鼠就會排出蛋白尿。當時實驗的主旨是，在投入優良的降血壓藥後，能不能抑制住蛋白尿，並且改善腎臟功能。

那個時候，我自己也相信著腎臟病患者「必須好好靜養」這個常識。科學史上的新發現很多都是來自於實驗的疏失或微小的錯誤，我的情況也很接近這樣。

在做實驗的過程中，事情變得很奇妙。不管是單獨投藥還是讓對照組的老鼠運動，兩邊都出現了相同的結果。

這件事出乎我的意料之外。運動後的對照組老鼠腎功能應該會惡化才對，跟投了藥的實驗組相比，如果沒出現明顯差異是很奇怪的事。但……。

從這個實驗的結果來看，**讓老鼠運動的效果跟藥物的效果都給老鼠帶來了相同的好處**。

於是我試著讓老鼠運動再加上投藥，「運動＋藥物」的加乘效果讓我得到了更良好的結果。

得到這樣的實驗結果，讓我開始對至今的腎臟病治療的常識產生了懷疑的想法。「限制運動」真的是對的嗎？該不會運動療法其實也能給腎臟病帶來良好的效果吧——。

那之後我又做了好幾次實驗，得到的結果越來越清楚地顯示：運動絕對不是壞事，反而還有可能會提高腎功能。

只要靜養一天，身體就會老化兩歲！

當然，我們的研究沒有立刻就獲得認可，我們走的絕對不是一條平坦的道路。

對當時的腎臟病研究者而言，「靜養第一」是基本常識。讓患者運動這種做法簡直是荒唐至極。我們的研究被貼上了「違反常識」的標籤。

風向開始轉變，應該是在 2000 年左右吧。美國芝加哥舉辦了國際學術研討會，我得到了發表慢性腎臟病運動療法的機會。

在那之後，運動的效果漸漸地獲得了認可。在美國出版的「針對透析患者心血管疾病的臨床指引 2005 年版」當中也出現了鼓勵透析患者運動的內容。

彷彿是緊跟在後一樣，大眾對於運動不足給健康帶來的危害逐漸有了更深層的理解，全世界也開始關注這個問題。

到了2012年，英國的權威醫學期刊《刺胳針（The Lancet）》發表了一篇「身體活動」的特集。文章以**「運動不足是全世界的傳染病」**為主題，指出運動不足是肥胖、癌症、糖尿病、高脂血症、憂鬱症和失智症等等許多疾病的誘因，還會威脅到老年人的獨立生活。

這裡的運動不足的定義是沒有達到「一週運動五天以上，一天30分鐘以上，或者一週做高強度的運動三天以上，一天20分鐘以上」的標準。根據這個標準，全世界的成人當中每三人就有一人運動不足。

人過了30歲之後，每增加一歲，就會減少平均1%的肌肉量和肌力。那麼，一整天都不動的話，各位覺得會少掉多少的肌肉量和肌力呢？

其實，**如果一天內除了上廁所和吃飯以外的時間都躺著不動，只要這樣就會減少1%的肌肉量和肌力**。

更嚴重的是，**如果一整天完全躺著靜養，光是這樣就會減少2％的肌肉量和肌力**。

也就是說，一個人只要靜養一天，就會老化1～2歲。

被醫生要求限制運動的慢性腎臟病患者因為無法運動，所以想當然會有很多人過著每天坐著不動的生活。

但是，各位知道這種生活對身體有多不好嗎！

不是只有肌肉量和肌力會減少而已，如果持續過著坐著不動的生活，還會讓慢性腎臟病可能引發的糖尿病、高血壓或高脂血症惡化。

到最後，動脈硬化（動脈變硬的狀態）會越來越嚴重，罹患心血管疾病或腦中風的風險也會升高。

現在已經知道慢性腎臟病越嚴重，腎功能越差，罹患心血管疾病的機率就會更加飛躍性地攀升。

而這個現象背後其實可能也有運動不足的因素。

走路速度變慢的話就要注意了

在看這本書的讀者，應該有很多人聽過**肌少症**或**衰弱症**吧？

肌少症指的是因為老化或疾病導致肌肉量減少，而讓握力、下肢肌肉和體幹肌肉這些全身肌肉都「肌力下降」。

另外，走路速度變慢和需要枴杖或扶手等「身體功能下降的情況」也包含在內。這是種肌肉量減少，肌力或身體功能都下降的狀態。

一般而言，肌少症是跌倒、骨折和臥床不起的一個重要原因，所以年紀越大的人越需要預防肌少症。

另一方面，衰弱症指的是身心活力隨著老化逐漸降低，使生活功能發生障礙，身心都逐漸衰弱的狀態。只要想成是老年人因為老化而陷入的「虛弱狀態」就行了。

罹患衰弱症之後，死亡率會上升，身體功能會下降，還會陷入極度無法承受壓力的狀態。

健康的人感冒只要過幾天就會好，但衰弱症患者很容易得到傳染病，一個小感冒都可能會變成肺炎。

然後，只要**罹患慢性腎臟病，就會比健康的人更容易得到肌少症或衰弱症**。

到目前為止，醫生都會建議慢性腎臟病的患者盡量不要運動，但只要越不運動，整天都不想動的傾向就會越強。

恐怕現在還是有很多人因為一心想避開人工透析，所以為了不讓腎功能惡化而遵守著靜養的原則，過著每天坐著不動的生活。

我很想大聲地說，**各位認為對身體很好所以嚴格遵守的靜養原則，其實非常危險**。

因為整天坐著不動的生活而罹患肌少症或衰弱症之後，肌肉量和肌力會下降，整個人的體力也會下降，讓身體變得虛弱，這個狀態有極高的機率會減短壽命。

美國的調查報告顯示，每天看電視時間越長的人，越容易出現腎功能快速衰退的情況，慢性腎臟病惡化的風險也會越高。

慢性腎臟病的患者當中，「走路速度很慢」、「六分鐘行走測試（檢測患者在六分鐘內能走多遠）的行走距離很短」和「握力很弱」等情況越嚴重的人死亡率都會越高。

也就是說，運動不足和隨之而來的肌少症及衰弱症，都會讓慢性腎臟病患者罹患傳染病或心血管疾病，並且陷入虛弱或抑鬱狀態，同時還會助長高血壓、糖尿病和高脂血症。

可以說就是因為有這麼多因素交互作用，所以才會讓慢性腎臟病患者的死亡率升高。

各位有感覺到**「走路速度變慢」、「握力減弱」、「（最近這兩週）莫名其妙就會覺得累」**或**「半年內體重減輕了2～3公斤以上」**嗎？

這些都有可能是肌少症或衰弱症的徵兆。

我想建議有慢性腎臟病，而且疑似有肌少症或衰弱症的人，盡快養成運動的習慣。

已知運動療法能延後透析治療

運動和腎功能的關係不是只有使用老鼠做的動物實驗證明，臨床研究也正在進行當中。

舉例來說，曾經有個實驗是將18名還不需要透析的保守治療期患者，分成兩組來進行。

一組（A組，10人）接受的是一般的治療。另一組（B組，8人）則是除了一般的治療還額外加上每週健走三次，一次40分鐘的要求。

實驗結果顯示，只接受一般治療的A組腎功能持續下降，**但加入健走運動的B組在開始運動後，腎功能很明顯地改善了**（參考左頁的表格）。

靠著運動改善了腎功能

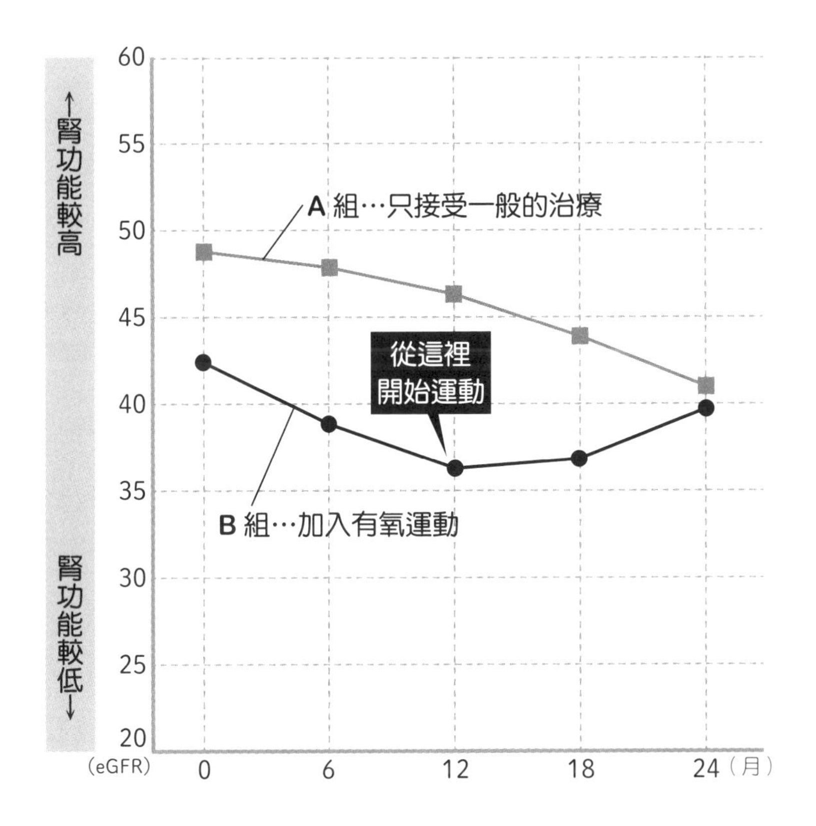

將 18 名慢性腎衰竭的患者（保守治療期）分成只接受一般治療的 A 組和加入有氧運動的 B 組。
結果，加入運動的 B 組的腎功能很明顯地改善了。

透過這個實驗可以看到，就算是用在人類身上，運動療法還是能夠預防腎功能衰退，甚至還能夠提高原本已經降低的腎功能。

另外，台灣也做了大規模的研究，留下了許多貴重的資料。

這個研究是以中國醫藥大學附設醫院的 6363 名慢性腎臟病患者（第 3～5 期）為對象。從 2003 年開始，進行花費十年的追蹤調查，從中分析健走、腎功能和壽命之間的關係。

根據實驗報告，有在健走的參加者在追蹤期間死亡的機率降低了 33％，需要做透析或腎臟移植的機率降低了 21％。而且患者健走的頻率越頻繁，治療的效果就越好。

反過來說，進行包含健走的腎臟復健，可以讓**十年內的死亡風險降低 33％，並且讓進入透析的機率降低 21％，也就是說能夠延後開始透析治療的時間。**

什麼是腎臟復健？

這裡我想要針對腎臟復健來做說明。

所謂的腎臟復健，目的在於減輕腎臟病和透析治療給身體和精神帶來的影響、調整症狀、改善預後以及改善社會心理和職業上的狀況。

具體來說腎臟復健是包含了運動療法、飲食療法、水分管理、藥物療法、教育以及精神與心理支持，長期且囊括許多項目的一項計畫。

在這當中，以專科醫生的指示為基礎的「運動療法」扮演著特別關鍵的角色。現在已知運動療法能改善透析患者的**運動耐力（對運動的耐久力）、肌力和持久力，抑制蛋白質分解，還能改善生活品質（QOL）**，所以這項療法最近備受矚目。

腎臟復健可以說**不只是改善患者的疾病，還會把生活功能和運動功能也全部整合在一起做管理。**

那麼，為什麼腎臟復健可以讓我們得到顯著的研究結果呢？

關於這點，有很多重要因素都可以考量進去。

首先，對於會成為慢性腎臟病原因，而且又是讓病情惡化重要因素的生活習慣病和代謝症候群，運動的改善效果非常明顯。

如果因為運動不足而讓內臟脂肪增加，脂肪細胞會釋放出發炎物質，到最後會引起全身性的發炎，這就是血糖值上升、動脈硬化和高血壓等等的導火線。運動不足就是像這樣成為許多疾病的溫床。

相反地，如果認真做腎臟復健，消除運動不足的問題，就能促進全身血液流動，甚至還可以減少內臟脂肪。

另外，運動還會促進血管內皮細胞產生NO（一氧化氮）。NO的作用是讓血管擴張以降低血壓。因此這是降低心肌梗塞（心臟血管堵塞的疾病）和腦中風風險的一個因素。

腎臟復健法的
三大重點

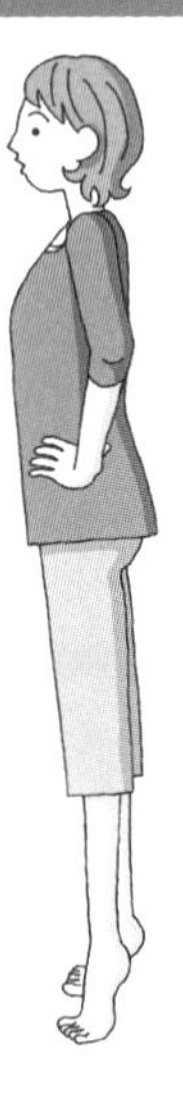

1 腎臟復健體操

2 腎臟復健運動

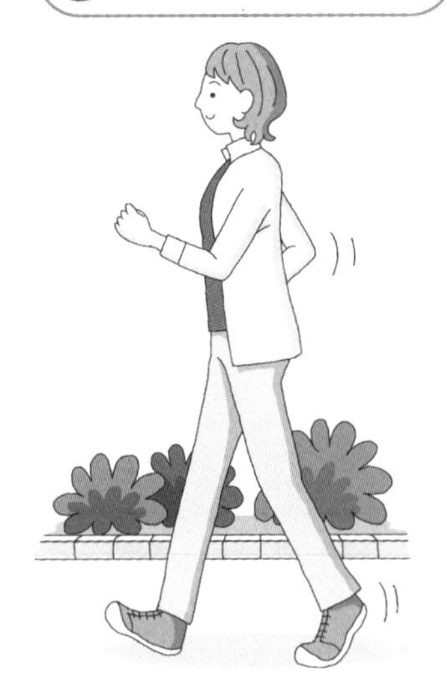

3 腎臟復健肌力訓練

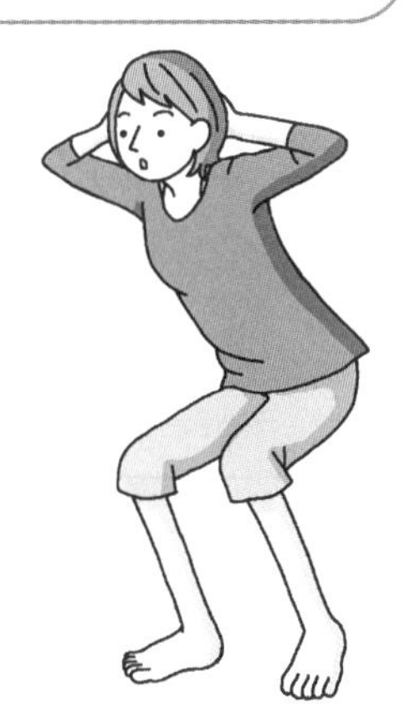

「東北大學式腎臟復健法」的運動療法由下列三大重點構成（做法請參考下一章）。

①腎臟復健體操
②腎臟復健運動
③腎臟復健肌力訓練

①的「腎臟復健體操」是後面兩個主要運動（②和③）的**暖身**。

突然開始運動對身體並不好。心跳次數和血壓會快速上升，有可能會引起心律不整，還有可能會因為讓肌肉承受到突然的壓力而傷到肌肉。

為了預防這些危險，安全地開始做運動，請先暖身，讓肌肉和關節的動作變流暢。這個暖身操也有促進全身血液循環的效果。

做這個體操也能讓新鮮的氧氣和營養更容易進入腎臟。

腎臟復健的效果

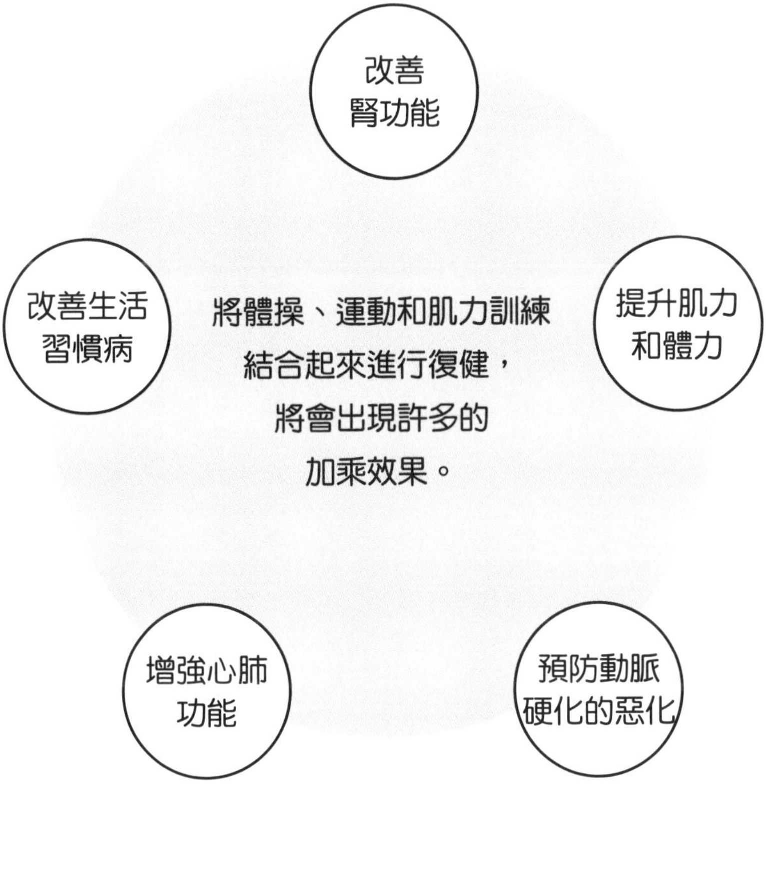

改善
腎功能

改善生活
習慣病

將體操、運動和肌力訓練
結合起來進行復健，
將會出現許多的
加乘效果。

提升肌力
和體力

增強心肺
功能

預防動脈
硬化的惡化

然後，在主要的兩個運動當中，我首先想推薦的是②的「腎臟復健運動」。具體來說就是有氧運動。

大家或許也知道，運動分成有氧運動和無氧運動這兩種。

有氧運動是從呼吸攝取大量的氧氣，促進血液循環，同時消耗糖分或脂肪的全身運動。健走、慢跑和悠閒的游泳都算是有氧運動。

嚴格來說，有氧運動指的是滿足「運動時呼吸不會混亂」、「能用固定的節奏持續運動」、「不是局部運動而是全身運動」、「能夠自由調整運動量」和「安全性高」這些條件的運動。

眾所皆知，有氧運動有增強心肺功能、減少體脂肪、消除肥胖、降低血壓、改善糖耐受性（增強胰島素的功能）、增加高密度脂蛋白膽固醇、減弱血小板的凝集功能（讓血塊組成的血栓不易形成）、增強免疫力和延長壽命等許多效果。

另一方面，無氧運動指的是短跑和舉重這一類需要瞬間爆發力的運動。

我想推薦給各位慢性腎臟病患者的，是能夠長時間悠閒進行的運動。

如果持續做會讓人喘不過氣的激烈運動，會讓自律神經（跟本人意志無關，控制內臟和血管的神經）當中掌管興奮狀態的交感神經緊張，導致腎臟的血管強烈收縮，陷入缺血（局部貧血）狀態。

這個狀態不斷重複的話，會給腎臟帶來負擔，有可能會引起腎功能衰退。

也就是說，「這個運動會不會讓人喘不過氣或者讓呼吸混亂」就是用來判斷能不能推薦給慢性腎臟病患者的分歧點。

所以我們都會**推薦患者做不會讓人喘不過氣的有氧運動，當作腎臟復健運動**。

腎臟復健運動，在保護慢性腎臟病患者血管方面，是最重要的運動。「不想做那麼多運動」、「沒有時間」和「體力只能做一種運動」的人，我都會建議他們先只做這個腎臟復健運動（健走）就好。

對腿力沒有自信，經常走不穩差點跌倒的人，我**推薦用踩腳踏車運動（手足**

健身車）代替健走。

手足健身車在健身房就能使用，也能購買市面上販賣的商品，自行在家裡做運動。

體操、運動和肌力訓練的加乘效果

接下來介紹③的「腎臟復健肌力訓練」的效果。

所謂的肌力訓練，就是對肌肉施加一定的負荷，以強化肌肉和骨骼的運動。大腿、臀部、腹部或背部等部位的鍛鍊方法都不一樣。

在腎臟復健肌力訓練的項目當中，**「深蹲」**可以說是基本中的基本。

做深蹲的時候，股四頭肌、大腿後側肌群、內收肌群、小腿三頭肌、臀大肌和臀中肌這些下半身、尤其是大腿和臀部周圍的大肌肉會全部都動起來。

而且，為了保持平衡，上半身的肌肉也會用到。所以深蹲鍛鍊到的不只下半身，而是全身。

慢性腎臟病的患者當中，很多人都是因為運動不足導致全身肌肉衰弱，所以深蹲是必須最優先開始做的肌力訓練。

另外，現在已發現，慢性腎臟病的患者很容易罹患讓骨頭出現許多空洞的骨質疏鬆症。最能有效預防骨質疏鬆症的運動則是**「單腳站」**。

單腳站的時候，施加在股骨頭（大腿骨上端）上的力量是雙腳站立時的2.75倍。單腳站持續一分鐘，施加在股骨頭上的力量就等於走路53分鐘的負荷量。

也就是說，短時間內就能強化股關節周圍的骨骼、增強大腿的肌力，還能夠培養平衡感。（老年人為了防止跌倒，請抓著椅背或扶手進行。）

然後，會鍛鍊到臀部的運動是**「抬臀運動」**。抬臀運動能鍛鍊到臀部的臀大肌、背部的豎脊肌和腹部的腹橫肌等等。

再來，想鍛鍊腹部的話，我推薦**「膝靠胸運動」**。

膝靠胸運動能鍛鍊到下腹部的肌肉。也能為髂腰肌（由髂肌、腰大肌和腰小肌構成，位於腹部深處的肌肉）這種深層肌肉帶來鍛鍊效果。

透析患者也在做腎臟復健

每個人年紀變大後，體力和肌力都會逐漸衰退。

而現在也已經發現，透析患者的體力和肌力又會比一般健康的人更差。

因為去醫院做透析佔去了大量的時間，所以很難再空出時間做運動，伴隨透析而來的疲勞讓患者活動量降低也有影響。

過去曾有調查指出，**透析患者的最大攝氧量（體力指標）只有相同年代健康者的60%**。

在透析的過程中，同時又罹患肌少症或衰弱症，變得無法用自己的雙腳行走的人並不少。

關於這一點，腎臟復健實際上不只能夠保住容易虛弱的透析患者的健康，同時還可以發揮更多重要的效果。

舉例來說，宮城縣仙台市的川平內科在2008年跟東北大學醫學系合作，積極地讓透析患者做腎臟復健。他們幫每一位患者量身訂做適合的運動計劃，並且得到了亮眼的成果。

人工透析需要花費4～6小時。患者會在透析的前半段時間做30～60分鐘左右的腎臟復健。

通常，透析做久了之後，在透析過程中可能會發生低血壓的情況。血壓在短時間內突然降低會很危險所以必須預防，而做了腎臟復健之後，透析時血壓突然降低的情況會比較不容易發生。

而且，**也有患者在做了腎臟復健之後血壓控制變得更順利，還減少了降血壓藥的藥量**。

另外也有很多人因為肌力上升，日常生活中的動作變得更舒服，或者是抑鬱的心情消失，身心都變得充滿活力。

引進腎臟復健法的醫療現場的聲音

在川平內科，指導患者做腎臟復健的健康運動實踐指導員高橋亮太郎先生，說了以下這些話。

「在我們醫院，早上來做透析的患者以老年人居多，大約七成的人都有在做腎臟復健。

基本的運動項目是在透析中躺著做的『腎臟復健運動』（踩腳踏車）。也會使用彈力帶來做『腎臟復健肌力訓練』。

透析時間短一點是四個小時，長一點則要花六個小時，所以我們能夠有效地活用前半段時間來提升肌力和體力。

患者當中有不少人因為要做透析而受到打擊，也有人陷入陰暗消沉的狀態，精神變得很不安定。

不過，可以看到很多患者在靠著腎臟復健提升肌力和體力後，肉體上和精神

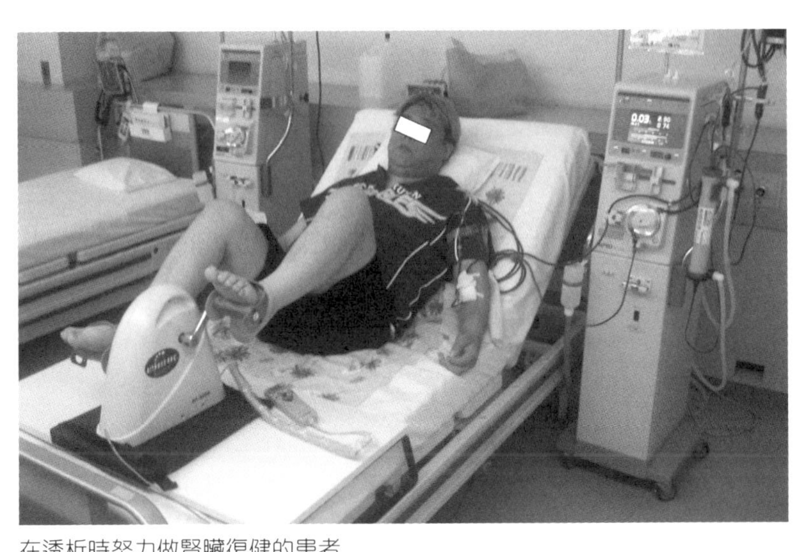

在透析時努力做腎臟復健的患者

上都產生了極大的轉變。

曾經有患者原本來醫院時需要家人陪同，而且要靠輪椅行動，但是在做了腎臟復健後就能走路了。另外，也有人培養了新的興趣或運動習慣，例如社交舞或地面高爾夫球運動。

還有人因為身體有了活力，所以開開心心地出國旅行去了（在國外也有做人工透析）。

像這樣，靠著腎臟復健，患者的精神能夠穩定下來，患者本身也能夠積極地接受透析治療。

我也很常聽到『我原本很討厭做

透析的日子，但現在我開始會期待了。』『透析時，跟認識的人聊天的時間變多了。』之類的回饋。

所謂透析，從某方面來說原本就是種孤獨的治療，但腎臟復健把患者之間的藩籬都消除掉了。

從這個意義上來說，在引進腎臟復健法之前和之後，我們醫院透析室裡的氣氛感覺也改變了很多。

最重要的是，我認為腎臟復健的魅力在於，它能夠促使患者正向積極地活下去。」

從高橋先生的這番話也能知道，對透析的患者來說，腎臟復健成了非常重要的治療輔助手段。

當然，透析患者在做運動的時候，必須要做好充分的安全考量。我建議各位一定要先跟主治醫生或指導人員好好討論，再開始做腎臟復健。

如果碰到了信奉限制運動的醫師

從2016年4月開始，慢性腎臟病保守治療期的患者，如果想做腎臟復健的運動療法，只要是eGFR（估算腎絲球過濾率）低於45ml/min/1.73m^{2}的糖尿病腎病變（參考46頁），就能適用日本的健保。

從老鼠的實驗到現在已經過了20多年，我們的研究成果終於在國家醫療的領域也被正式認可了。

2018年出版的糖尿病臨床照護指引當中，原本的「肌酸酐指數超過2.5mg/dl的人要禁止運動」已被刪除，變成了「要多運動」。

所謂的臨床照護指引就是會像這樣，反映出最新的研究成果並且逐漸改變。

但是很遺憾的，跟慢性腎臟病的腎臟復健有關的劇烈變化，還沒有被廣傳出去。

這麼多自行開業的醫生當中，會去看最新版的臨床指引，並且仔細檢查治療方針是否有更新的人應該不會很多。一般來說，只會在藥物的使用方法有變化的時候確認一下而已。

也就是說，某些醫生**可能到現在還信奉著以前的常識：「靜養第一」**。

各位如果碰到了這種醫生，在聽到他說「不可以做運動」的時候，請讓他看這本書，告訴他「現在的觀念已經變成這樣了」。

或許會有人不敢這樣做，但為了守護自己的健康，這件事情是絕對一定要做的。

那麼，下一章我就來說明腎臟復健的做法。

第3章

腎臟復健的做法

「腎臟復健體操」的做法

「東北大學式腎臟復健法」的運動療法由下列三大重點構成。

①腎臟復健體操
②腎臟復健運動
③腎臟復健肌力訓練

首先來介紹的「腎臟復健體操」。有四種動作，每一種都是強度約1～2 METs（代謝當量）的運動。

METs是表示運動強度的單位，坐著安靜不動的時候為1 MET，在家裡的活動大概都是3 METs左右。

也就是說，**腎臟復健體操對慢性腎臟病的患者來說，是能安心進行的體操。**

如果有人到目前為止都過著靜養的生活，就可以先從腎臟復健體操開始，讓自己慢慢習慣活動身體。

有四種體操，每一種都是做5～10次為一組。

目標是一天做三組，但不用勉強。**如果累到做不完的話，一天做一組也可以**。等習慣之後再逐漸增加次數吧。

在進行後面的②「腎臟復健運動」和③「腎臟復健肌力訓練」之前，請先做這個腎臟復健體操，讓身體溫暖起來。

在做腎臟復健體操時需要注意下列幾點。

- **在寬敞的空間**
- **時間要長（一個動作持續10～15秒）**
- **用自己的步調**
- **一邊說「滋——」一邊做（在吐氣的時候）**

・放輕鬆慢慢做

這幾個重點請各位先記在心中。

此外，如果是以前沒有做過腎臟復健的人，在開始之前請一定要先跟主治醫生討論，得到許可之後再開始做。

●腎臟復健體操①「腳跟上下運動」

❶雙腳併攏站直

❷花5秒慢慢抬起腳跟，再花5秒慢慢放回地面

❸重複❷5～10次

*吐氣的時候嘴巴要一邊說「滋——」一邊進行

*容易站不穩的人請先抓著椅背或扶手再做

●腎臟復健體操②「抬腳」

❶抓著椅背或扶手站直

❷花5秒慢慢往前抬起一邊的腳

❸花5秒慢慢彎曲膝蓋往上抬

❹慢慢把腳放下來，再往後抬

❺重複❷～❹5～10次。換另一邊的腳做一樣的動作

＊吐氣的時候嘴巴要一邊說「滋——」一邊進行

●腎臟復健體操③「萬歲」

❶雙腳張開與肩同寬，站直

❷花5秒慢慢抬起兩邊手臂，讓手臂往耳朵靠近

❸花5秒慢慢把兩邊手臂放下來

❹重複❷～❸5～10次

腎臟復健體操①
腳跟上下運動

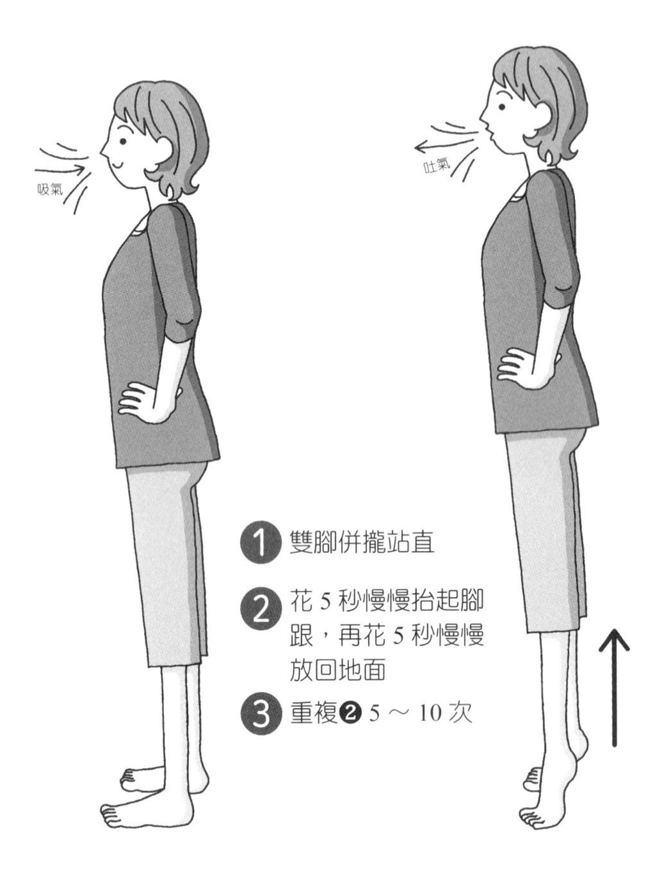

＊吐氣的時候嘴巴要說「滋──」

＊容易站不穩的人請先抓著椅背或扶手再做

腎臟復健體操②
抬腳

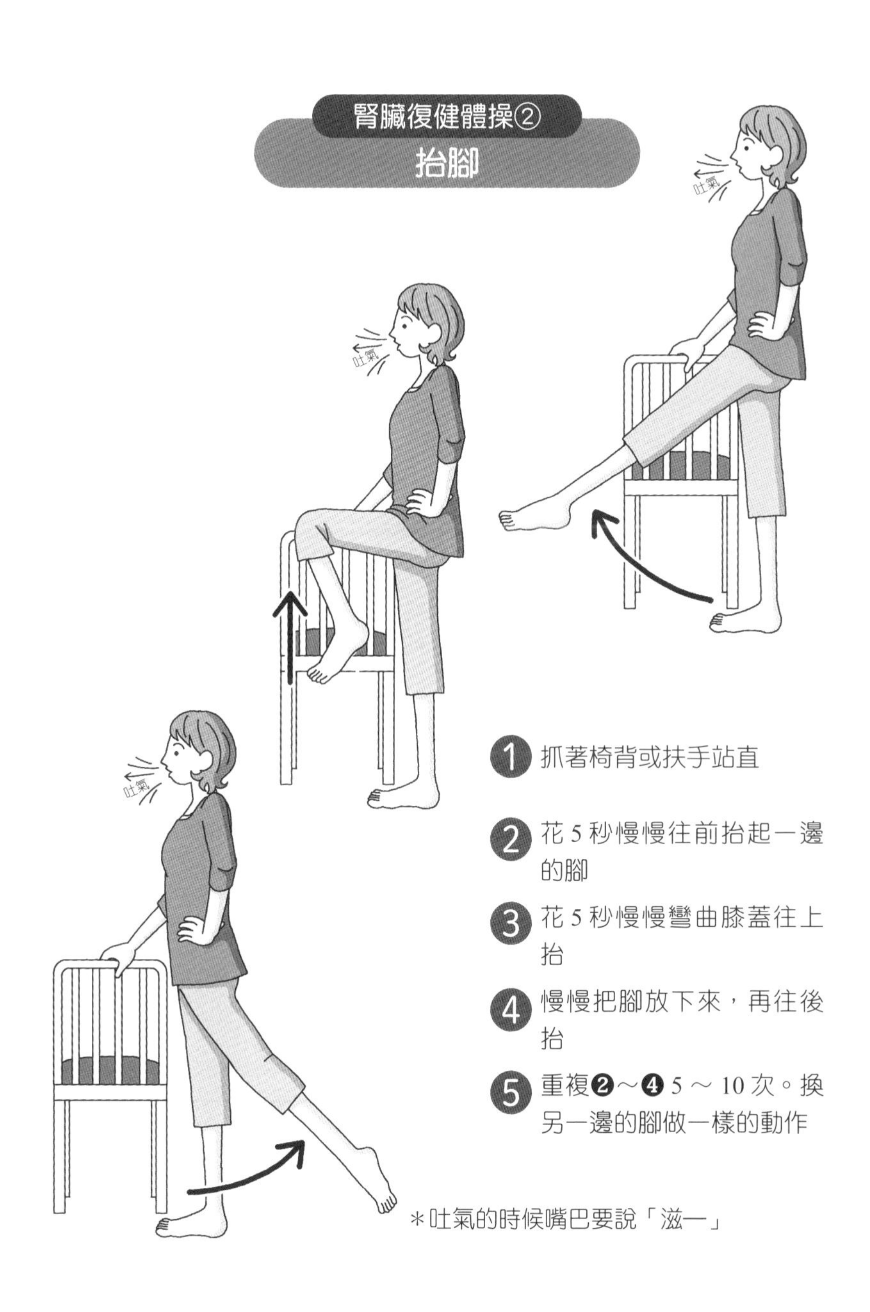

1 抓著椅背或扶手站直

2 花 5 秒慢慢往前抬起一邊的腳

3 花 5 秒慢慢彎曲膝蓋往上抬

4 慢慢把腳放下來，再往後抬

5 重複❷～❹ 5 ～ 10 次。換另一邊的腳做一樣的動作

＊吐氣的時候嘴巴要說「滋—」

腎臟復健體操③

萬歲

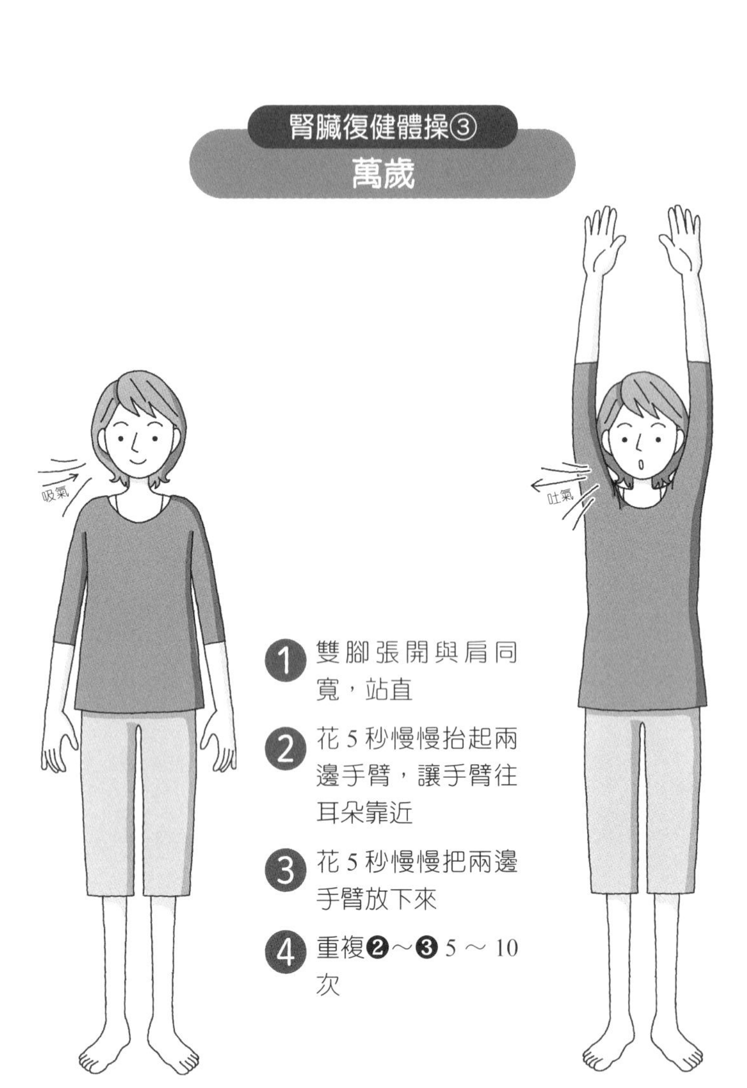

❶ 雙腳張開與肩同寬，站直

❷ 花 5 秒慢慢抬起兩邊手臂，讓手臂往耳朵靠近

❸ 花 5 秒慢慢把兩邊手臂放下來

❹ 重複❷～❸ 5 ～ 10 次

＊吐氣的時候嘴巴要說「滋——」

腎臟復健體操④
半蹲

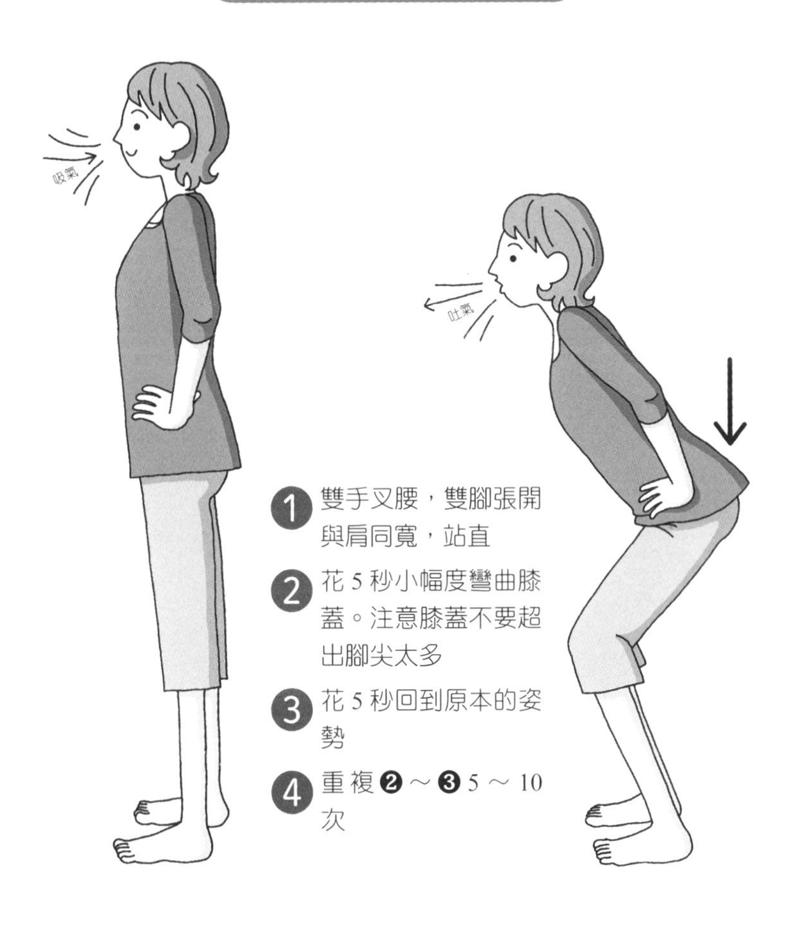

＊吐氣的時候嘴巴要說「滋——」
＊容易站不穩的人請先抓著椅背或扶手再做

＊吐氣的時候嘴巴一邊要說「滋——」一邊進行

●腎臟復健體操④「半蹲」

❶雙手叉腰，雙腳張開與肩同寬，站直

❷花5秒小幅度彎曲膝蓋。注意膝蓋不要超出腳尖太多

❸花5秒回到原本的姿勢

❹重複❷～❸ 5～10次

＊吐氣的時候嘴巴一邊要說「滋——」一邊進行

＊容易站不穩的人請先抓著椅背或扶手再做

「腎臟復健運動」的做法

接下來介紹②「腎臟復健運動」的做法。主要內容就是有氧運動的健走。

這裡也提出幾個重點。

- 縮下巴
- 臉朝正面，視線看遠方
- 肩膀放鬆
- 背部挺直
- 挺起胸部
- 手臂前後大幅度擺動
- 雙腿伸直
- 步伐盡可能跨大步一點
- 用腳跟著地，用腳尖踢出步伐

健走要保持在不會累積疲勞的程度，**一天走20～60分鐘，一週走3～5次。**

第一次開始健走的人，請一定要先跟主治醫生討論。

如果運動強度過強的話，無氧運動的比例會比有氧運動更高，這樣反而得不到運動的效果。

另外，對腿力沒有自信，經常走不穩差點跌倒的人，可以用踩腳踏車運動（手足健身車）代替健走。體力足夠的人想直接騎腳踏車或用健身腳踏車代替健走也沒關係。

判斷是否為輕量運動，要以本人覺得那項運動有多「吃力」的感覺為判斷的基準。

有個叫作柏格自覺吃力度量表的工具可以當作一個標準。腎臟復健運動在此量表的數值11（輕鬆）∫13（有點辛苦）之間進行是最理想的。

需要更具體的數字當標準的話，**運動時讓心跳次數維持在最大心跳率（220減去年齡）的60％左右的強度**是最理想的。

舉例來說，54歲的話，就是（220-54）×0.6=約100下／分。

腎臟復健運動
健走

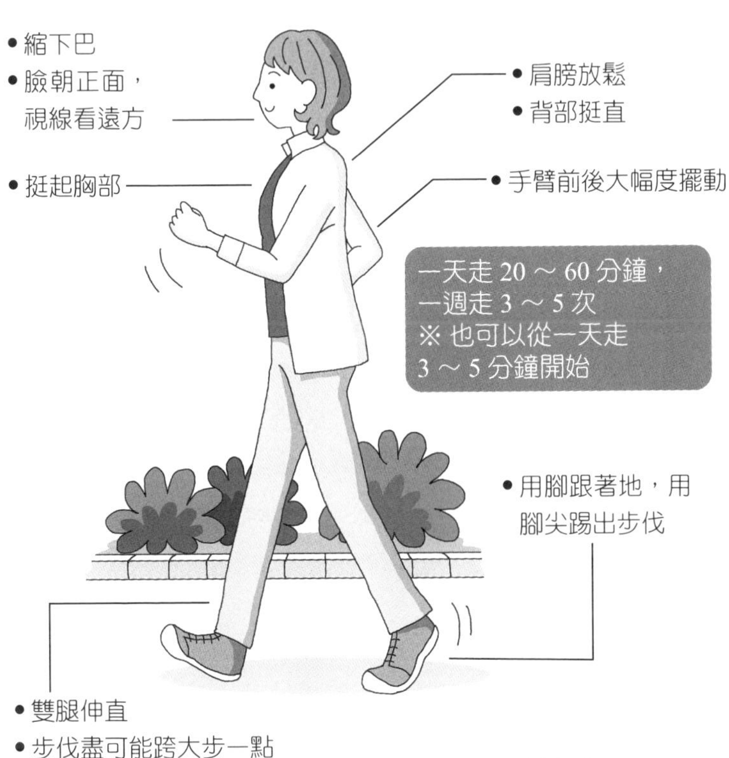

直接騎腳踏車、用健身腳踏車或踩腳踏車運動（手足健身車）代替也 OK

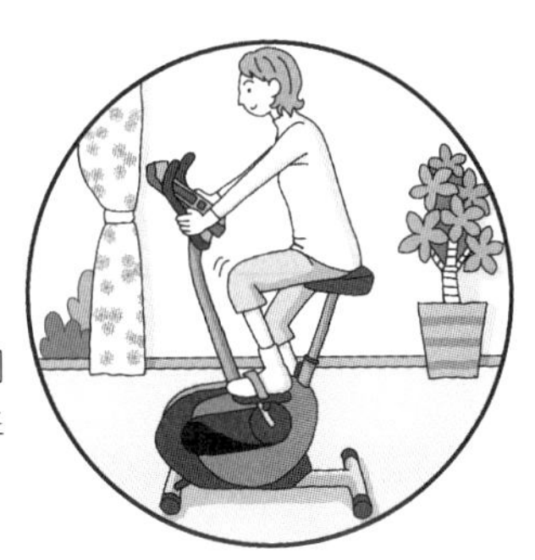

只要沒有心律不整，心跳數就會跟脈搏數相同，所以進行強度在脈搏數100下左右的散步運動也可以。

話雖這麼說，但是要一邊運動一邊測量脈搏可能有點困難。這個時候可以測量運動剛結束後10秒內的脈搏，利用「15秒內的脈搏數×4＋10」推算運動時的心跳次數。

最近也出現了一種可以在運動時測量脈搏數的手錶。可以用比較低廉的價格買到，各位也可以多活用這一類的產品。

無論如何，都沒必要做到讓自己喘不過氣。太勉強的話，反而會讓流到腎臟的血液量減少，有可能會損害到腎功能。

覺得長時間走路很痛苦的人，**可以先從分成多次的輕度散步開始，一次走3～5分鐘左右**。

等身體習慣之後，再慢慢地延長走路的時間或增加次數吧。

但是，就算身體習慣了，也不建議做加快走路速度或把陡坡放進散步路線中這類運動內容的改變。

因為這些改變會增加運動強度，反而有可能給腎臟帶來多餘的負擔。覺得想要再增加一點負荷的話，**該做的不是加快速度，而是應該增加運動時間、運動次數和運動天數**。

另外，想做登山這類可能會變成「有點辛苦」強度的運動時，請先跟主治醫生討論。

當然，身體狀況不好的日子請不要勉強，好好休息。

運動前和運動中別忘了隨時補充水分。如果出現頭痛、胸痛、冒冷汗或脫力感，請立刻停止運動，並且跟主治醫生討論。

「腎臟復健肌力訓練」的做法

最後介紹③「腎臟復健肌力訓練」的做法。

分別有「單腳站」、「深蹲」、「抬臀」和「膝靠胸」這四種運動。**一週做2～3次，每次選其中一種運動來做就很足夠了。**

如果想要連續做2～3天，請注意不要連續做相同部位的運動。

肌肉的肌纖維會因為承受負荷而受損，然後在修復的過程中逐漸變粗變強壯。

想要讓肌肉變強壯，最重要的是重複受損和修復的時間，肌肉的修復需要花費24小時，如果每天持續做相同部位的運動，不給肌肉修復的時間，有可能反而會破壞肌肉，造成反效果。

另外，做肌力訓練的原則是在肌肉用力時吐氣，肌肉放鬆時吸氣。肌肉用力時停止呼吸會導致血壓上升，請多注意。

●腎臟復健肌力訓練①「單腳站」

❶抓著椅背或扶手，挺胸站直

❷抬起一邊的腳，直到大腿與地面平行，維持1分鐘。換另一邊的腳做一樣的動作

＊以上動作為一組，一天做三組

＊一邊自然地呼吸一邊做

●腎臟復健肌力訓練②「深蹲」

❶雙腳張開稍微超過肩幅，雙手交握放在頭後面，挺直背部。

❷一邊吐氣，一邊花3～5秒慢慢彎曲膝蓋往下蹲。注意膝蓋不要超出腳尖太多

❸一邊吸氣，一邊花3～5秒伸直膝蓋，回到原本的姿勢

❹重複❷～❸5～10次

＊以上動作為一組，一天做三組

＊往下蹲的時候，請在不會感到吃力的範圍內進行
＊容易站不穩的人請先抓著椅背或扶手再做

●腎臟復健肌力訓練③「抬臀」

❶仰躺，雙膝靠攏並彎曲
❷一邊吐氣，一邊花3～5秒慢慢抬起臀部，靜止5～10秒
❸一邊吸氣，一邊花3～5秒慢慢放下臀部
❹重複❷～❸5～10次
＊以上動作為一組，一天做三組
＊大腿不要出力，要用臀部出力把腰往上抬

●腎臟復健肌力訓練④「膝靠胸」

❶坐在地上，雙腿伸直，雙手撐在地上，身體稍微往後傾斜

❷維持❶的姿勢讓一邊的腿懸空

❸一邊吐氣，一邊花3～5秒讓懸空的腿靠近胸部，靜止1秒

❹一邊吸氣，一邊花3～5秒將腿慢慢往前伸，回到原本的姿勢。換另一邊的腳做一樣的動作

❺重複❷～❹5～10次

＊以上動作為一組，一天做三組

＊把膝蓋往上抬的時候要從腹部出力

腎臟復健肌力訓練①
單腳站

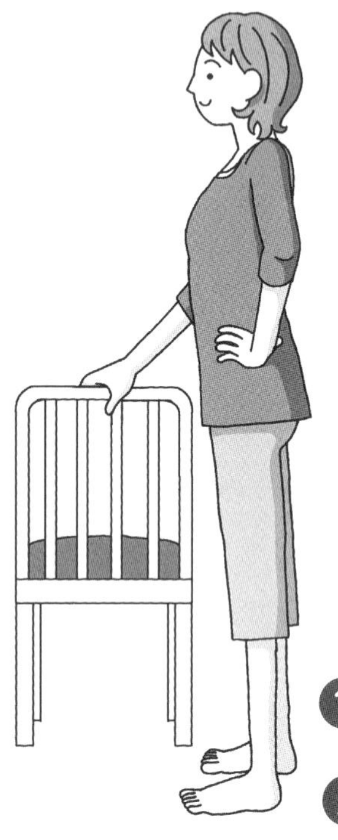

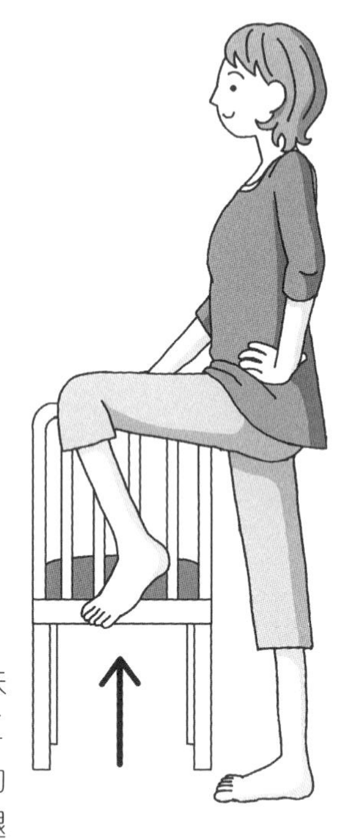

1. 抓著椅背或扶手，挺胸站直
2. 抬起一邊的腳，直到大腿與地面平行，維持 1 分鐘。換另一邊的腳做一樣的動作

＊以上動作為一組，一天做三組
＊一邊自然地呼吸一邊做

腎臟復健肌力訓練②
深蹲

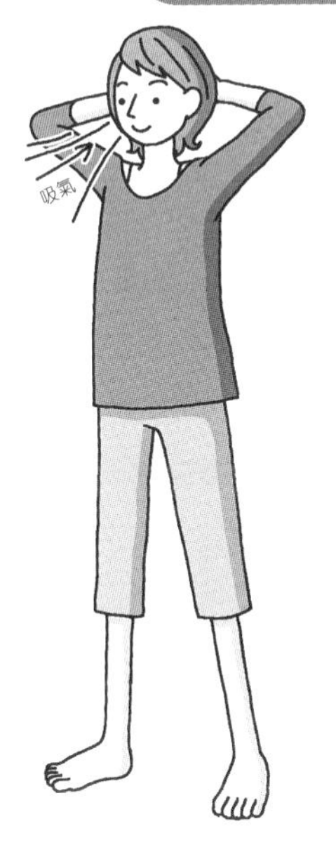

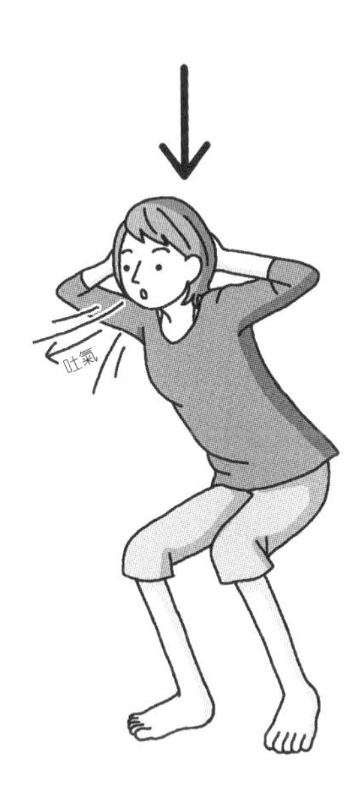

1. 雙腳張開稍微超過肩幅，雙手交握放在頭後面，挺直背部。
2. 一邊吐氣，一邊花 3 ～ 5 秒慢慢彎曲膝蓋往下蹲。注意膝蓋不要超出腳尖太多
3. 一邊吸氣，一邊花 3 ～ 5 秒伸直膝蓋回到原本的姿勢
4. 重複❷～❸ 5 ～ 10 次

＊以上動作為一組，一天做三組
＊往下蹲的時候，請在不會感到吃力的範圍內進行
＊容易站不穩的人請先抓著椅背或扶手再做

腎臟復健肌力訓練③
抬臀

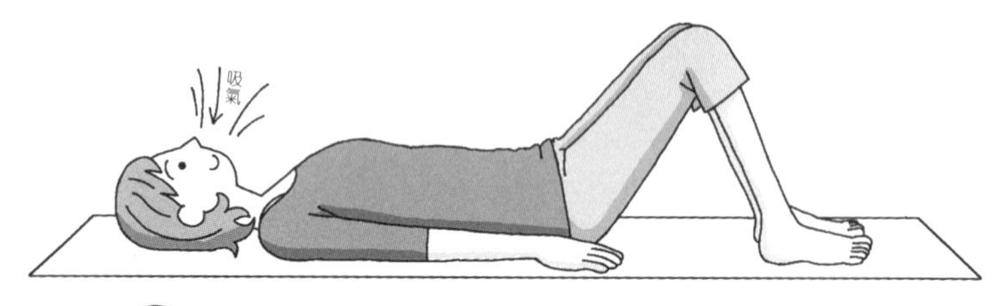

❶ 仰躺，雙膝靠攏並彎曲

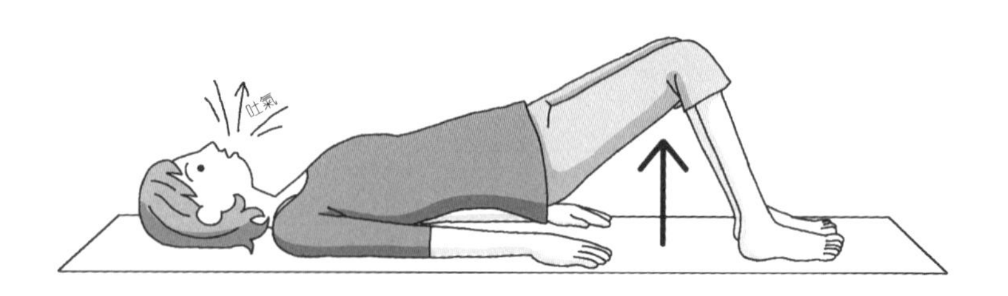

❷ 一邊吐氣，一邊花 3 ～ 5 秒，
慢慢抬起臀部，靜止 5 ～ 10 秒

❸ 一邊吸氣，一邊花 3 ～ 5 秒，
慢慢放下臀部

❹ 重複❷～❸ 5 ～ 10 次

＊以上動作為一組，一天做三組
＊大腿不要出力，要用臀部出力把腰往上抬

腎臟復健肌力訓練④
膝靠胸

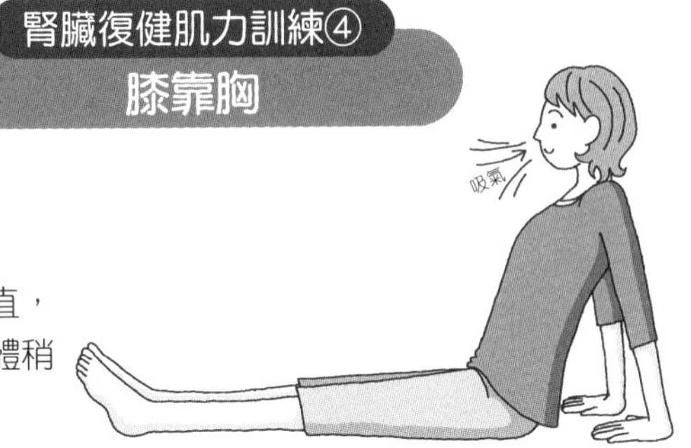

1. 坐在地上，雙腿伸直，雙手撐在地上，身體稍微往後傾斜
2. 維持❶的姿勢讓一邊的腿懸空
3. 一邊吐氣，一邊花 3 ～ 5 秒讓懸空的腿靠近胸部，靜止 1 秒
4. 一邊吸氣，一邊花 3 ～ 5 秒將腿慢慢往前伸，回到原本的姿勢。
   換另一邊的腳做一樣的動作
5. 重複❷～❹ 5 ～ 10 次

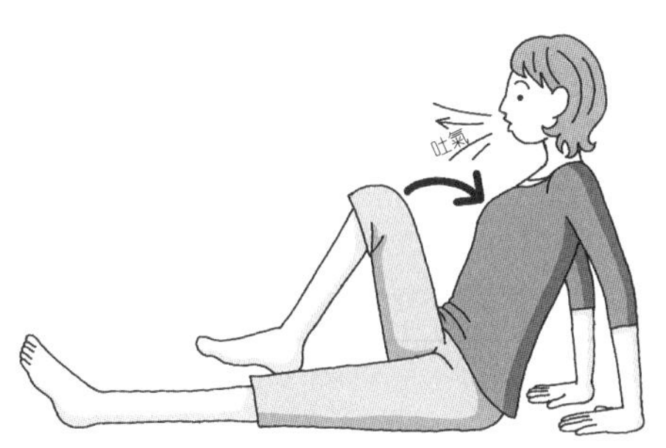

＊以上動作為一組，一天做三組

＊把膝蓋往上抬的時候要從腹部出力

關於做復健的時間點和組合

這裡我會舉出一些腎臟復健法的重點。

●做復健的時間點

腎臟復健體操的目標是一天做三組。

因此，**早午晚各做一組是最理想的**，但如果一開始就強迫自己一天做三組，可能有人會覺得很辛苦。

這種時候，就像前面說過的先從一天一組開始就好。這一組動作請在自己方便的時間點做。

腎臟復健最重要的是「持續」。

這個原則也適用於腎臟復健運動，以及腎臟復健肌力訓練。

每個人對健走可能會有不同的喜好，例如：「一邊呼吸著早晨清爽的空氣，一邊健走比較舒服」和「一邊眺望著黃昏的景色，一邊健走比較開心」。

肌力訓練也會有「想在洗澡前做，這樣結束後就能洗掉汗水」和「洗完澡身體放鬆後比較好活動」這種在選擇時間點方面的一些差異。

請各位找出自己覺得**「這個最適合我」的時間點**。

●關於復健的組合

標準的運動量是腎臟復健運動（健走）一週3～5次，腎臟復健肌力訓練一週2～3次（四種選一種），舉例來說，如果要做深蹲加上單腳站，就可以用以下這種組合。

一　健走&單腳站

二　健走

三　深蹲

四　健走

五　單腳站

六　健走

日　健走&深蹲

肌力訓練的原則是不要連續兩天做相同的運動。

如果想要增加肌力訓練的種類，可以在沒有安排肌力訓練的星期二、星期四和星期六做別種肌力訓練，或者在安排單腳站或深蹲的日子做其他種類的運動等等，有很多種變化的方式。

請配合自己的情況和體力，安排一個不會太過勉強的功課表吧。

「感覺沒辦法做到四種運動」或「對體力沒自信」的人可以先挑這四種當中的單腳站或深蹲，或是從這兩種一起開始做。

做復健時的注意事項

很遺憾地，也有一些人我無法立刻推薦他們做腎臟復健。

首先就是生活習慣病的指數太高的人。

「有高血壓且收縮壓大於 180mmHg」

「有糖尿病且空腹血糖值高於 250mg/dl」

符合任何一項條件的人都必須先接受藥物療法或飲食療法，讓指數降到低於這些數字。

另外，有下列症狀的人也不能做腎臟復健。

- 急性腎炎（參考38頁）
- 腎病症候群（參考40頁）
- 有心衰竭或狹心症等心臟病，且症狀不穩定的人

・腎功能正在急速惡化的慢性腎臟病患者

如果有心衰竭或狹心症之類的心臟病，運動可能會變成負擔，所以需要注意。另外，腎功能正在急速惡化的慢性腎臟病患者，首先該做的是找出原因並且治療。

不過，急性腎炎和腎病症候群患者的比例在腎臟病患者當中並不高。換句話說，**腎臟病患者幾乎都是能推薦腎臟復健的對象**。

但是請記得，以前都在靜養的患者如果想要開始做腎臟復健，請一定要先跟主治醫生討論自己目前的病情能不能運動。

慢性腎臟病患者的運動能力差異很大，具體的運動要做到什麼程度，請一邊實際進行一邊調整。

已經在做人工透析（以人工機器代替腎臟功能的治療）的患者在做腎臟復健

時也有幾個需要注意的地方。

透析中的腎臟復健運動（踩腳踏車運動）以在透析時間前半段進行為原則（90頁川平內科的例子也是一樣）。

另外，做完透析後會很疲累的人，可以在沒排透析的日子做腎臟復健肌力訓練和健走。

復健內容（次數和頻率）可以跟保守治療期患者相同沒關係。原則就是「不要勉強」和「不要做會喘的運動」。

持續腎臟復健一陣子後，對肌力和體力逐漸產生自信的人，就可以在透析的日子也加入肌力訓練等項目。

但是，**透析剛結束後禁止運動**。

患者當中也有強者持續做了腎臟復健一段時間後，變得能夠在透析前先去醫院的身體機能訓練室，做肌力訓練和跑跑步機等運動，然後再接受透析治療。

能夠做到這種程度運動的人，通常各種檢查的數值也都維持在極佳的狀態。

就如同字面上的意思，他們已經能夠過著跟健康的人相同的生活。

我希望多數的透析患者都能以這種程度的康復為目標。

讓腎臟復健成為日常生活的一部分

就算是對身體很好的腎臟復健法，也必須要持之以恆才會看到效果。

因此，這裡就來介紹我從長年協助患者做復健的經驗當中得到的，「持之以恆的訣竅」。

①不要太過努力

②想到就立刻去做

③做紀錄

④增加夥伴

首先，剛開始做復健時不要太過努力。

就算一開始只能走幾分鐘，持續走一週後，下一週走相同的幾分鐘應該就會比上一週輕鬆一點了。覺得變輕鬆後再稍微拉長走路時間，用這種方式慢慢地增加自己的能力。

雖然說是健走，但其實也不需要刻意排出一段專門健走的時間。

舉例來說，有在工作的人就可以用上下班時走路和在車站或大樓內爬樓梯等運動來代替健走。

每天出門買東西的時間也可以換算成走路的時間。計算後剩下來的時間在健走時走完就行了。

接下來，想到就立刻去做也很重要。

這個原則尤其適用於腎臟復健肌力訓練。

心理學有個理論是**我們的「幹勁」只能維持20秒**。正因為如此，所以我才希望各位有幹勁的時候就不要猶豫，立刻起來活動身體。

運動時也別忘了同時做些開心的事情。

可以的話，找個風景美麗的地方散步，或者一邊健走一邊聽喜歡的音樂吧。請以「找出走路時能讓自己開心的事物」為目標。

然後，要做紀錄。據說**只要使用計步器，走路的步數就會一天增加一千步**。做紀錄可以鼓勵我們，也可以成為持續做腎臟復健的動機。

本書最後有附一份**「腎臟復健紀錄表」**。表格內可填上體重、血壓、各種體操、肌力訓練和一天的步數等等。

請影印下來，貼在牆上，然後每天都做紀錄。不但可以讓腎臟復健變成習慣，還可以幫助各位做健康管理。

這份紀錄表上的「今天的一句話」這欄，除了可以像日記一樣做些簡短紀錄，我也會建議患者試著寫上「今天發生了什麼好事」。

接著，就會有人回我：「上月醫生，並不是每天都會發生好事。」

這種時候，我會對他說：「就算你認為沒有，但只要去尋找，就會發現到處

讓自己能夠持續做腎臟復健的訣竅

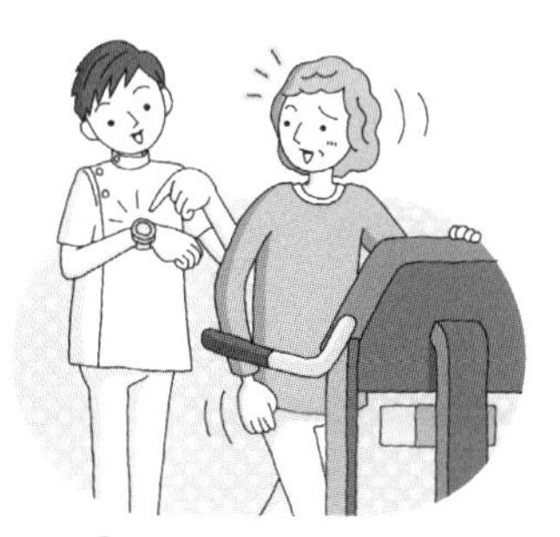

❶ 不要太過努力

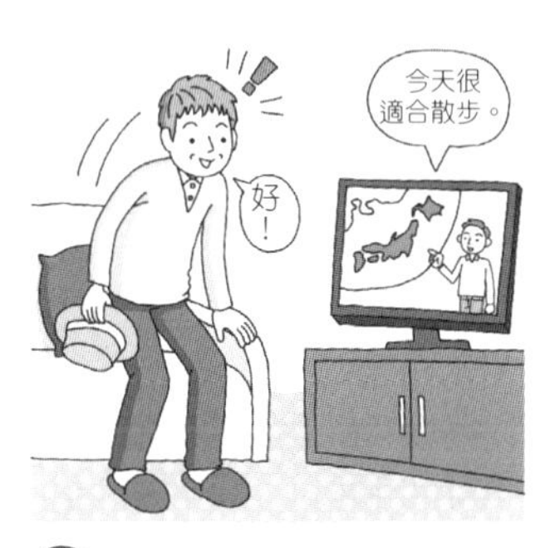

❷ 想到就立刻去做

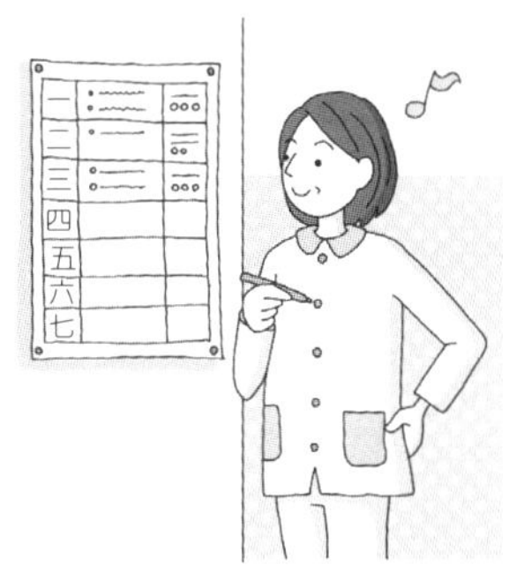

❸ 做紀錄

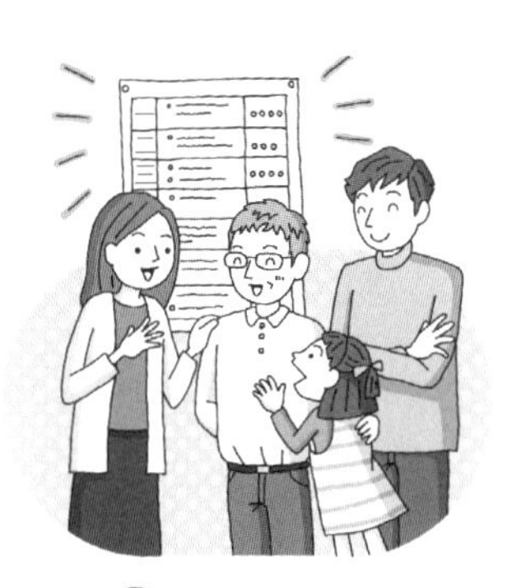

❹ 增加夥伴

都有好事喔。這樣持續一陣子後，尋找好事會變得很愉快，可以的話再養成睡前回想今天發生什麼事的習慣，還會有助眠效果喔。」

最後的訣竅是增加夥伴。

舉例來說，做完紀錄後，可以拿給家人或身邊的人看，讓他們稱讚你很努力。這將會成為持續做腎臟復健的一大鼓勵。

如果只鼓勵患者「要加油做腎臟復健喔。」並不會有多大的效果。真正需要的是「你真的很努力呢。」這種話語。家屬們也請務必要理解患者的心情。

在持續的過程中，腎臟復健將會慢慢成為你日常生活中非常自然的一部分——這就是我們的目標。

下一章將會用Q&A的形式，解說飲食和藥物等各種生活上需要注意的地方。

第4章

提高腎功能的生活Q&A

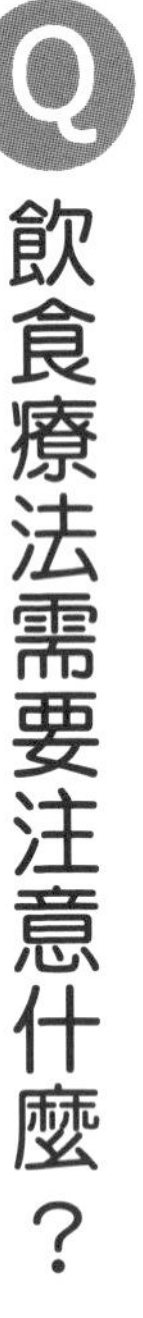

Q 飲食療法需要注意什麼？

Ⓐ 飲食療法的基本內容為下列這三項（具體的標準會在後面詳述）。

❶減鹽↓盡可能限制在建議攝取量內

❷蛋白質↓在不會攝取不足的情況下限制攝取

❸能量↓確保適當攝取量

但不管哪一項，飲食療法的內容都會因為患者的年齡、性別、病情、分期和併發的疾病種類等因素而有所不同。

因此，請一定要在主治醫生或營養師的指導下進行。

每一個分期都必須第一個先做的就是減鹽。

攝取太多鹽分的話，體內的鹽分濃度會過高，為了排出多餘的鹽分，腎臟的腎絲球和腎小管會承受更多的負擔。另外，鹽分過多也會引起高血壓，成為加速腎功能惡化的原因。

一天的食鹽攝取量控制在6公克以下是最理想的。

話雖這麼說，但如果只是減少鹽分，三餐將會變得淡而無味。接著會舉出一些幫助減鹽的方法，請務必試試看。

●活用食材本身的鮮味

新鮮的食材會帶有自己本身的鮮味。調味料不用放太多，請享受食材本身原有的味道吧。

我建議熱食就趁熱吃，冷食也趁變溫之前趕快吃掉。適當的溫度才能讓食物品嚐起來更美味。

●**讓高湯發揮功用**

讓高湯發揮功用，煮出鮮味，這樣一來就算減鹽還是能吃到美味的料理。

但是，高湯塊之類的速成食品很多都含有鹽分，所以需要注意。

●**利用辛香料和調味蔬菜**

請多加利用胡椒、芥末、黃芥末、咖哩粉、山椒和辣椒這些辛香料，以及山芹菜、蔥、蘘荷、紫蘇、薑和茼蒿這些調味蔬菜。

另外，有技巧地使用檸檬汁、柚子汁和醋之類的酸味調味料也可以達到減鹽。

●**利用減鹽調味料**

現在市面上有在販售減鹽的醬油、醬汁和味噌，被分類為特殊營養食品。可以用來代替一般的調味料。

但是，有些減鹽調味料會使用大量的氯化鉀代替氯化鈉，所以需要注意。有慢性腎臟病的人應選擇鈉鉀含量都低的減鹽調味料，才能吃得安心。

另外，所謂的淡口醬油只是因為顏色比較淡才被稱為淡口，其實鹽分含量比濃口醬油還高，請多注意。

●不要經常吃加工食品

加工食品、速成食品和調理包食品因為很方便，所以很容易一不留心就經常食用。但是這類的食品通常都含有很多的鹽分，所以要注意食用的頻率和量。

●煮熟後再調味

在烹煮或煎烤肉類、魚類和蔬菜類之前不要先沾上調味料。煮熟後在料理的表面調味（灑點鹽）更能讓人吃出味道，從結果來說也能夠減少鹽分。

Q 減少蛋白質的時候要注意什麼？

Ⓐ 蛋白質在人體內被代謝後會分解成尿素氮。攝取太多蛋白質的話，尿素氮會過多，為了排出多餘的尿素氮，腎臟的腎絲球會承受更多的負擔。

另外，腎功能衰退後，增加的老舊廢物會累積在體內引起尿毒症，所以一定要避免攝取過多的蛋白質。

限制蛋白質時的標準攝取量為下列幾項。

●第1、2期↓不要攝取過多的蛋白質

●第3a期↓每1公斤標準體重0・8～1・0公克／天

●第3b、4、5期↓每1公斤標準體重0・6～0・8公克／天

所謂的標準體重是用身高（m）×身高（m）×22算出來的。

舉例來說，一個第3a期，標準體重為50公斤的患者，蛋白質的標準攝取量就是一天40～50公克。

不過，如果是小兒腎臟病的患者，考慮到小孩子還在成長，基本上不會限制蛋白質的攝取。

飲食療法的標準

<table>
<tr><th>分期</th><th>能量
（kcal/ 標準體重 / 天）</th><th>蛋白質
（g/ 標準體重 / 天）</th><th>食鹽
（g/ 天）</th><th>鉀
（mg/ 天）</th></tr>
<tr><td>第 1 期
（eGFR90 以上）</td><td rowspan="6">25 ～ 35kcal</td><td rowspan="2">不要攝取過多</td><td rowspan="6">3g 以上
6g 以下</td><td rowspan="3">沒有限制</td></tr>
<tr><td>第 2 期
（eGFR60~89）</td></tr>
<tr><td>第 3a 期
（eGFR45~59）</td><td>0.8 ～ 1.0g</td></tr>
<tr><td>第 3b 期
（eGFR30~44）</td><td rowspan="3">0.6 ～ 0.8g</td><td>2,000mg
以下</td></tr>
<tr><td>第 4 期
（eGFR15~29）</td><td rowspan="2">1,500mg
以下</td></tr>
<tr><td>第 5 期
（eGFR 低於 15）</td></tr>
</table>

※「標準體重」是用身高（m）× 身高（m）×22 計算出來的數字

限制蛋白質時的重點為**「攝取品質優良的蛋白質」**和**「也要避免過度減少蛋白質」**這兩點。

蛋白質也是構成身體的重要養分。就算在限制攝取量，也必須確保身體需要的量。

就算是等量的蛋白質，只要蛋白質的品質不好，就會變成老舊廢物堆積在體內。另一方面，如果蛋白質的品質很好，就會有效率地成為構成身體的成分。

也就是說，要限制蛋白質的時候，不能只單純地控制蛋白質攝取量，在有限的量當中，必須盡可能地挑選出「品質優良的蛋白質」（肉類、魚類、牛乳和乳製品等等）。

構成人體所需的胺基酸大約有20種，其中的白胺酸、異白胺酸、苯丙胺酸、色胺酸、纈胺酸、甲硫胺酸、離胺酸、蘇胺酸和組胺酸這九種是人體無法自行製造的。

因此，這九種胺基酸一定要從食品攝取。這些胺基酸稱為「必需胺基酸」。

將這九種必需胺基酸的平衡用數值呈現，被稱為「蛋白質消化率校正胺基酸評分」，簡稱 PDCAAS。分數越接近 100，代表是品質越好的蛋白質。

一般來說，**PDCAAS 高的食物大多是肉類、魚類、蛋和牛乳等動物性食物**，跟肉類和魚類之類的動物性蛋白質相比，米和小麥含有的植物性蛋白質的 PDCAAS 有偏低的傾向。

請盡可能選擇 **PDCAAS** 高的食物吧。

第二個重點，蛋白質並不是只要減少就好。重要的是必須在三餐飲食都能攝取足夠能量的情況下減少蛋白質。

為了減輕腎臟的負擔而減少蛋白質後，從三餐獲取的能量容易變得不足。最應該要避免的情況就是因為限制飲食導致食慾下降，結果讓每日總消耗熱量降低。

這樣一來，身體就會陷入飢餓狀態，並開始分解構成身體一部分的肌肉，去補充不足的部分。也就是說，**這個結果跟吃下大量蛋白質之後的狀態一樣，都會**

傷害到腎臟。

因此，蛋白質不足的部分必須用脂質和碳水化合物去補充。

為了補充不足的能量，我能做什麼？

Ⓐ首先，要知道一天需要多少能量。

慢性腎臟病的飲食療法訂下的標準是**標準體重×25～35大卡/天**，從第1到第5期都相同。

身體活動量低的人（經常坐辦公桌的職業）是25～30大卡，身體活動量中等的人（經常要站著的職業）是30～35大卡，身體活動量高的人（經常要做體力勞動的職業）則是35大卡或更多。

舉例來說，「身體活動量中等」，標準體重為50公斤的人，一天需要的能量就是1500~1750大卡。

那麼，如果能量不夠的話，該怎麼做才能補充呢？

這裡就來舉出一些方法。

- 一天確實地吃三餐
- 一天吃一次有用到油的料理（炸、炒或淋上醬料等等）
- 活用市面上販賣的高能量營養品
- 吃冬粉之類的澱粉製品（澱粉製品不含蛋白質）
- 吃點心類或喜歡的食物當作補充品或零食

拿雞蛋來舉例，水煮蛋只有77大卡，但如果加入6克的油煎成荷包蛋，會變成132大卡。如果加入10克油、20克牛乳和5克砂糖做成炒蛋，則會有202大卡。

就算只是像這樣改變一下料理方式，攝取到的能量也會產生很大的變化。請試著在各方面都下點功夫吧。

低蛋白飲食有什麼推薦的食材？

A 最近市面上有很多的「低蛋白質特殊食品」。活用這些食品，就能夠讓容易把食物變得淡而無味的飲食療法增添一些變化。

我特別想推薦的是將**主食（白飯或麵包）換成市面上販賣的低蛋白食品**。現在市面上有在賣「蛋白質減量95％」或「蛋白質含量1／50」等各式各樣的低蛋白食品，這當中種類最多的是白米飯，其他也有麵包和麵條等等。

說到蛋白質，應該很多人腦中會浮現肉類、魚類、蛋或牛乳吧。這些食物的確含有很多的蛋白質。

但是，很少有人知道，被拿來做成**主食的白米和小麥粉也含有很多的蛋白**

質。

- 白飯 180 克（1碗）→熱量 302 大卡，蛋白質 4.5 克
- 吐司 70 克（6片裝的 1片）→熱量 185 大卡，蛋白質 6.5 克
- 水煮烏龍麵 220 克（1人份）→熱量 1231 大卡，蛋白質 5.7 克
- 雞蛋 60 克（M尺寸 1顆）→熱量 91 大卡，蛋白質 7.4 克

就像這樣，白飯和麵包其實也含有不少的蛋白質。

只要減少主食的白飯、麵條和麵包的蛋白質攝取量，減掉的蛋白質就可以用肉類和魚類的動物性蛋白質來補充，也就是可以吃更多的肉類和魚類。

飲食本身也有了變化，每天的餐桌將會變得更加豐富有趣。

總結來說，**用低蛋白食品取代意外含有很多蛋白質的主食類，可以讓我們增加更多含有大量必需胺基酸的食物**。

但是，想用低蛋白食品取代主食（白飯或麵包）的話，多少會增加一點費用也是事實。

話雖這麼說，但費用並不是翻倍（有個估算的結果是主食費用會增加30%）。希望各位能把它想成是為了保護自己的身體並維持健康所需要的投資。

Q 不能吃水果嗎？

Ⓐ 病情變嚴重的話，有時候會需要限制鉀或磷的攝取。

因為水果含有很多的鉀，所以慢性腎臟病變嚴重的患者要少吃水果比較好。

尤其是香蕉、哈密瓜和奇異果，還有依予柑和八朔柑之類的柑橘類，都含有很多的鉀，所以需要注意。

原汁100%的果汁和水果乾之類的水果加工品也含有很多鉀，這些也都要少吃。

需要限制鉀攝取量的人想必也會需要「減少鉀的訣竅」。

舉例來說，在烹飪蔬菜類的時候可以先用水川燙或者泡在水中。鉀存在於細胞裡，會溶在冷水或熱水中，所以只要將**蔬菜切成小塊，再用「川燙」或「泡水」的方式處理過，就能讓鉀含量減少到處理前的1/5～1/2**。

另一方面，磷也是主要經由飲食進入身體，腎功能衰退之後腎臟就無法將磷排除到尿液當中。磷堆積在體內會引起高血磷症，會讓人容易骨折，還會讓血管壁鈣化，提高併發心血管疾病的機率。

因此，慢性腎臟病的患者必須利用飲食療法（避開含有很多磷的肝臟、小魚乾、蛋黃、乳製品和魚漿製品等等）或服用吸附磷的藥物，將磷的數值控制在正常值內。

Q 不要喝酒比較好嗎？

A 雖然飲酒過量不好，不過目前的研究認為酒精並不會給腎臟帶來影響。**只要適量就不會有問題**。

罹患慢性腎臟病之後，限制飲食這類必須忍耐的事情就會增加。因此，如果喝酒能夠讓人多少放鬆一下，那就算是在進行飲食療法的期間，喝一點酒也絕對不是壞事。

感覺到飲食方面的娛樂減少了的時候，如果喜歡喝酒，就用適量的飲酒來消除壓力吧。

附帶一提，所謂適量飲酒，指的是酒精換算後20克的程度。請將下列的量當作參考標準。

- 啤酒……500ml 罐裝1罐（543ml）

・日本酒……1合左右（159ml）
・紅酒……玻璃杯2杯（216ml）
・威士忌……雙倍1杯（63ml）
・燒酒……玻璃杯半杯（100ml）

適量的酒精能夠促進血液循環，幫助維持健康。在餐前喝杯酒，也會有增進食慾的效果。

也有研究結果指出「攝取適量的酒精會對腎功能產生良好的作用」。

另外也有研究指出，跟完全不喝酒的人相比，「一週內喝酒日越多的人，腎功能越好」，更有另一份研究顯示「攝取少量至中等量的酒精，有對腎臟形成保護作用的可能性」。

另一方面，也有研究結果顯示一天如果喝到4杯以上的酒，反而會增加罹患慢性腎臟病的可能性，所以還是禁止喝太多酒。

（以上出自於日本腎臟學會「以實證為基礎之CKD診療指引2013」）

一週至少要排兩天的「休肝日」。每天喝酒也會對腎臟造成傷害。

Q 水分也需要限制嗎？

Ⓐ 有一些人需要限制水分，有一些人不用。

第1～3期原則上不需要限制水分。不需要限制水分的人，在夏天要特別小心脫水。

一旦陷入脫水狀態，體內流動的血液就會減少，往腎臟的血流量也會暫時減少，這會給腎臟帶來極大的負擔。因此，在容易引發脫水的夏天，請記得隨時補充水分。

另一方面，**進入第4期之後，就必須要注意水分的控制**。不過就算是第4期之後，在尿量還很充足的期間內都沒有問題。

如果腎功能繼續這樣衰退下去，腎臟會無法正常地調整水分，尿量將會開始減少。要是在這個狀態下攝取過多的水分，可能會引起水腫或肺部積水的肺水腫。

身體容易積水的人具有下列這些特徵。

- 攝取很多鹽分的人
- 一天會排出3克以上尿蛋白的人
- 因為某些原因，血清白蛋白值（血液中的一種蛋白質，營養狀態的重要指標）在3.2g/dl以下的人
- 工作時經常站著的人

另外，容易積水的人還可能會有一項特徵，那就是體重的增減很明顯。

每天測量早上的體重，發現體重突然增加1公斤以上的時候，就有可能是身

體裡累積了水分。

因為需要限制水分，所以請遵從主治醫生的指示來調整水分攝取量。

不過，如果進入人工透析（以人工機器代替腎臟功能的治療）的階段，就需要嚴格地控制水分。

剛做完透析後體內的水分量大約是體重的60％。這時的體重稱為「乾體重」。跟下次透析之間隔一天的話，體重只能增加乾體重的3％，隔兩天的話，體重只能增加乾體重的5％，必須用這個標準來調整水分的攝取量。

Q 一定要戒菸嗎？

Ⓐ 請立刻戒菸！

吸菸是慢性腎臟病的危險因子，同時也是心臟病、腦中風和癌症等多項重大疾病的危險因子。

香菸的煙含有4700種化學物質，也含有70種致癌物質。

香菸當中的成分會在血液中循環並傷害血管，身為血管集合體的腎臟就更不用說了，一定也會受到傷害。

吸菸會讓慢性腎臟病患者的蛋白尿增加，使腎功能障礙加速惡化。**一天吸20根菸的吸菸者，進入末期腎衰竭階段的風險，是非吸菸者的兩倍以上。**

為了不讓病情惡化，請務必開始戒菸。如果覺得有困難，去看戒菸門診也是一個方法。

Q 洗澡時要注意什麼？

A 洗澡時急遽的溫度變化和隨之而來的血壓變化，可能會引發重大的心血管疾病。因此需要一些對策來減少這些風險。

盡可能在吃飯前洗完澡。然後為了避免脫水，**洗澡前要先喝1～2杯水。**

從離心臟最遠的部分開始沖熱水，然後再進入浴缸泡澡，這樣也可以減輕心臟的負擔。

另外，將脖子以下全部浸泡在熱水中的話，血壓會上升，心臟的負擔也會增加。因此**洗澡水不要太燙，浸泡胸部以下的部位就好，悠閒地慢慢泡澡吧**。

洗完澡後，為了防止著涼，要注意冷暖溫差。尤其是在寒冷的時期，請保持浴室和更衣室的溫暖。

還有，**品質良好的睡眠**也很重要。

睡眠不足和品質不好的睡眠都會給腎臟帶來負擔。另外也有研究報告指出，睡眠不足的人容易罹患慢性腎臟病。

進入深層睡眠後，自律神經（不受個人意志影響，控制內臟和血管的神經）當中，在放鬆時會運作的副交感神經佔優勢，因此血壓會下降。

如果引發慢性腎臟病的危險因子是高血壓的話，只要盡可能讓血壓降低的時間維持久一點，就能夠保養到腎臟。

提醒自己早睡早起，養成作息正常的生活習慣吧。

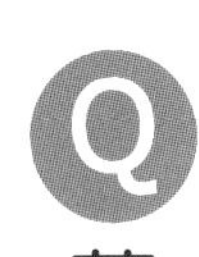

藥物也有可能讓腎功能衰退，是真的嗎？

Ⓐ 藥物有可能會引起腎功能衰退是事實。這種因為藥物而發生的障礙稱為「藥物性腎損傷」。

特別需要注意的是**「非類固醇消炎止痛藥（NSAIDs）」**。

這種藥物會抑制在體內引起發炎的前列腺素生成，緩解發炎和疼痛，並且幫助退燒。

但是，前列腺素的生成一旦被抑制，通往腎臟的血流就會減少，可能會讓腎功能衰退甚至引發急性腎衰竭。

問題在於，有很多人會把非類固醇消炎止痛藥當作平時的止痛藥或頭痛藥，長期服用。

市面上販賣的阿斯匹靈（華法林等等）和洛索洛芬（Loxonin 等等）就是非類固醇消炎止痛藥的一種。

平時習慣服用這類藥物的人，腎功能可能會在不知不覺中逐漸惡化。

尤其是有合併糖尿病或高血壓的人，因為腎功能惡化的風險會升高，所以需要更加注意。

懷疑是藥物性腎損傷的時候，必須立即停止服用這些藥物。另外，部分抗生素也有可能引起過敏性腎炎，所以需要注意。

還有，避免罹患慢性腎臟病之外的疾病和避免受重傷也很重要。

例如流行性感冒就有可能會讓慢性腎臟病嚴重惡化，所以我建議慢性腎臟病患者每年定期接種流感疫苗。

另外，也有統計結果顯示，慢性腎臟病患者（66歲以上）罹患肺炎的機率比較高，所以我認為年紀大的患者也要接種肺炎球菌疫苗比較好。

去其他科看診時要注意什麼？

Ⓐ 第一次去診所或醫院看診時，請一定要告訴醫生「我被診斷出有慢性腎臟病」。

不然的話，負責幫你看診的醫生，**可能會因為不知情，而開了有風險的藥物**。

去看家庭醫生或腎臟專科醫生的時候，跟醫生拿一份自己的血液和尿液檢查結果，到其他醫療機關看診時主動交出去，就能減少這些危險。

另外，因為其他疾病而要照CT（**電腦斷層攝影）的時候，攝影用的顯影劑也有可能會影響到腎臟**。

使用顯影劑的各種影像檢查，對於診斷和治療很有用處，但可能會引起腎臟的血流障礙或腎小管功能障礙，給腎功能帶來不好的影響。

老年人、糖尿病患者、高脂血症患者，以及腎功能已經衰退的人特別需要注意。

另外，檢查或治療的間隔時間，以及顯影劑的量也會有影響。請跟家庭醫生或負責幫你診療腎臟病的醫生，以及其他疾病的主治醫生分別說明狀況並討論。

如果都在同一間醫院的話，也可以請負責幫你看診的醫生們彼此溝通一下。

Q 如果必須要做透析了怎麼辦？

Ⓐ 明明為了不要透析而做了很多努力，但卻還是必須要做透析的時候，一定會受到很大的打擊。我非常了解這種心情。

但是，透析治療是為了活下去的必要手段。如果決定要開始做透析了，我希望各位能夠在這個時間點順利地轉換心情。為了能有精神並正向積極地活下去，轉換心情是很重要的。

我看過很多患者就算開始接受人工透析治療，也還是過著跟健康的人無異的精彩生活。但是另一方面，也有患者從此變得越來越虛弱，最後變得無法從輪椅上站起來。

這個差異究竟是從哪裡來的呢？

產生這個差異的代表，就是「東北大學式腎臟復健法」。

作為讓人有精神地活下去的手段，還有為了徹底活用透析時間，我覺得腎臟復健扮演著極度重要的角色。

腎臟復健也能幫助轉換心情。

活動身體不但能讓心情煥然一新，同時也能預防肌力和體力衰退。

持續做腎臟復健，對體力產生自信之後，能做的事情想必就會逐漸增加。

舉例來說，有在工作的人也可以在不會太過勉強的範圍內繼續工作。培養新的興趣，或是有個能與人交流的空間也很重要。如果有想做的事情，不要因為在做透析而放棄，盡情地去挑戰吧。

只要做好充分的準備，想一邊做透析一邊出國旅行也是辦得到的。

當然，在展開新的工作或興趣之前，請跟主治醫生好好討論一下，決定好能做到哪種程度的活動。

接下來的最後一章，將會介紹做了腎臟復健後，腎功能開始恢復的患者的經驗談。這些故事一定也能激勵各位。

第5章

實踐了腎臟復健法患者們的心聲

經驗談 1

腎功能恢復到正常值，還成功減重12公斤！血壓也正常了

藤田一義先生（假名） 69歲 無業

我在57歲的時候因為腦梗塞（腦部血管堵塞的疾病）而倒下。醫生說這跟我長年的高血壓也有關係。

我從20幾歲開始血壓就很高，在非常寒冷的冬天，收縮壓超過200mmHg、舒張壓超過100mmHg並不是什麼罕見的情況（高血壓的標準是收縮壓140mmHg以上或舒張壓90mmHg以上）。就算是冬天以外的季節，平常的收縮壓也還是有160~180mmHg。

但是，因為完全沒有頭痛之類的自覺症狀，所以那時我認為病情並沒有那麼嚴重。

雖然醫生有開降血壓藥給我，但我並沒有按時吃藥。一直到40幾歲我才開始

認真吃藥。

我大概就是在服藥態度消極的這段期間罹患了動脈硬化（血管變硬的狀態）。腦梗塞發作時，我同時還有高脂血症等疾病，所以我想應該是各種惡劣條件綜合在一起才造成了腦梗塞。

在治療腦梗塞的過程中，我也接受了各種檢查。做了檢查之後發現的就是腎功能衰退。

有個稱為eGFR（估算腎絲球過濾率）的指標可以用來推測慢性腎臟病的嚴重度。我的檢查結果是50ml/min/1.73m^{2}左右。這個數值如果在45到59之間就是第3a期，似乎代表我的腎功能已經出現了輕度到中度的衰退。

醫生說如果腎功能再這樣衰退下去，可能就需要做人工透析（以人工機器代替腎臟功能的治療）了。

那之後，我開始接受避免讓腎功能繼續衰退的治療。除了吃藥和注意飲食，我的治療的其中一個重點就是運動療法。

腦梗塞造成我左半身偏癱，所以我開始做「東北大學式腎臟復健法」也是想要順便復健一下我的左半身。

這套復健法當中，我做得最勤勞的是「腎臟復健運動」的健走。我每天都一定會走到2萬5千步左右。

我早上花兩個半小時，下午花一個半小時走路。繞著附近森林公園內一圈3公里的步道走，有時候走到膩了我就會去市區逛街。

因為左半身偏癱，不管怎樣我都只能拖著左腳走路。所以我每一個月都會穿壞一隻健走鞋。

當然，雨天我也會出門走路。每天走路的習慣維持久了，如果只因為下雨就待在家裡，身體會覺得躁動不安。

除了健走之外，我也會在家裡一邊看電視一邊做「腎臟復健肌力訓練」。

從罹患腦梗塞倒下到現在已經過了12年，因為我有像這樣持續在做運動，所以腎功能沒有惡化得更嚴重。eGFR的數值也升到了60ml/min/1.73m^{2}左右，算是

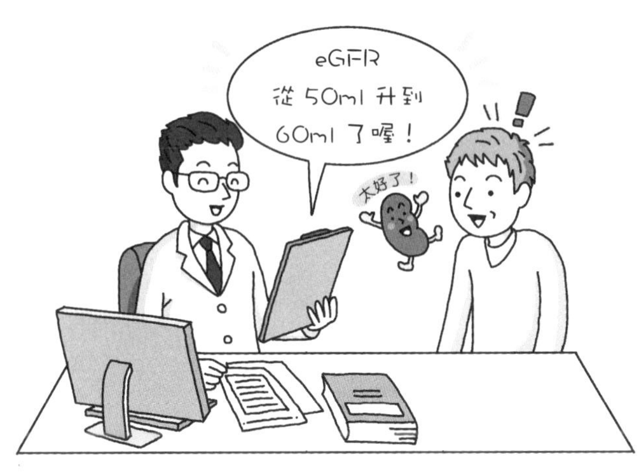

eGFR 的數值恢復到正常值了！

恢復到了正常值的範圍內。

主治醫生也跟我說「如果能夠維持這個狀態，就不需要做透析」。

在罹患腦梗塞倒下之前，我在50歲之後就開始感覺到身體會水腫。

我的腎功能大概就是從那時候開始不知不覺地衰退了吧。

不過，最近我都沒有再發現水腫的跡象了，從這一點來看，或許可以說我的腎功能狀態已經變得比以前更好了。

另外，因為我在腦梗塞後住院過一段時間，所以偏癱的左腿變得特別細，不過在我持續做腎臟復健之後，變細的左腿又開始長出肌肉。

雖然偏癱沒有痊癒，但是在狀況好的時候，我還曾經在回過神來後驚訝地發現平常都拖著的左腳很正常地在走路。

健走對於維持體重也很有用。倒下之前我的體重是80公斤左右（身高168公分），現在減到了68～69公斤。

現在的體重感覺就是「理想體重」，而我覺得能維持這個體重，腎臟復健也幫了很大的忙。

還有血壓也出現了令人開心的變化。

以前我就算有認真吃降血壓藥，收縮壓也只能降到160mmHg左右。好不容易再降了一點，也還是維持在140mmHg左右。舒張壓也都在90mmHg左右。

不過，我開始認真做腎臟復健之後，藥的效果就變明顯了。現在收縮壓120mmHg左右，舒張壓60mmHg左右，血壓也成功控制在良好的狀態，這對腎臟來說也是好事吧。

以後我會繼續做腎臟復健，盡可能讓全身都保持在最好的狀態。我覺得這是保護腎功能最好的方法。

作者的話

慢性腎臟病患者在做人工透析之前的階段稱為「保守治療期」。保守治療期患者最大的目標就是不要開始做透析。

在這一點上，藤田先生的努力可以說是正在開花結果。

雖然腦梗塞的後遺症讓藤田先生走路不方便，但是他仍然每天走2萬5千步當作「腎臟復健運動」，這件事非常值得稱讚。

每天走路可以達到預防腦梗塞復發、預防腎功能衰退和預防肥胖這三個目標。

不過，雨天和酷熱的日子還是不用勉強自己出門走路沒關係，因為有跌倒或中暑的危險。如果自家附近有大型地下街或購物中心，去這類安全的場所走路也是一個方法。

附帶一提，可能有人會覺得「走四小時也太久了吧？」

但是，我們不能推薦慢性腎臟病患者做高強度的運動。也就是說，像慢跑這種會讓人喘個不停的高強度運動都不行。

藤田先生的情況，如果是會讓人喘不過氣的運動強度，他一定沒辦法走到四個小時，這也就代表，藤田先生做的腎臟復健運動是運動強度較低，對於慢性腎臟病患者來說也沒有問題的運動（上月正博）。

經驗談 2

不再排出尿蛋白，對於透析的不安也消失了！

廣瀨靖子女士　71歲　無業

28歲的時候，某天我突然排出了鮮紅色的血尿。去附近的醫院看診，被診斷為特發性腎出血（原因不明的腎出血）。觀察了一週的情況，仍然持續排出血尿。

於是我去綜合醫院的腎臟內科看診，接受了膀胱鏡檢查（從尿道插入內視鏡觀察膀胱內部的檢查），檢查結果發現是左腎出血。

雖然醫生開了止血藥給我，但在那之後肉眼可見的血尿還是持續了大約一年。不只血尿，有時候尿液裡還會有蛋白質。

因為有這些經驗，我開始注意腎臟的功能，那之後也會定期接受檢查。

在大約40歲的時候，我接受醫生的建議，做了腎臟穿刺檢查（取出腎臟的一部分組織，再用顯微鏡觀察的檢查）。

結果我被診斷為慢性腎臟病。那天以後，醫生都會開讓血流順暢的藥給我。我聽說如果有高血壓或糖尿病，會給腎臟帶來不好的影響，不過這些我都不用擔心。

我平常的血壓一直都是過低，收縮壓只有 100mmHg，舒張壓最低還曾經降到 45mmHg（高血壓是收縮壓 140mmHg 以上或舒張壓 90mmHg 以上），血糖值也沒有任何問題。

我在日常生活中最注意的是吃飯時盡量減少鹽分。

運動方面，我平常都盡可能不搭車，靠自己多走一點路。「東北大學式腎臟復健法」當中以健走為主的「腎臟復健運動」也經常被當作一個有效的方法來推廣。

為了增強體力，我曾經想過「也來試試看游泳吧。」並且上了一陣子的游泳課，但是醫生跟我建議「讓身體冰冷不太好，注意一次不要游超過30分鐘」之

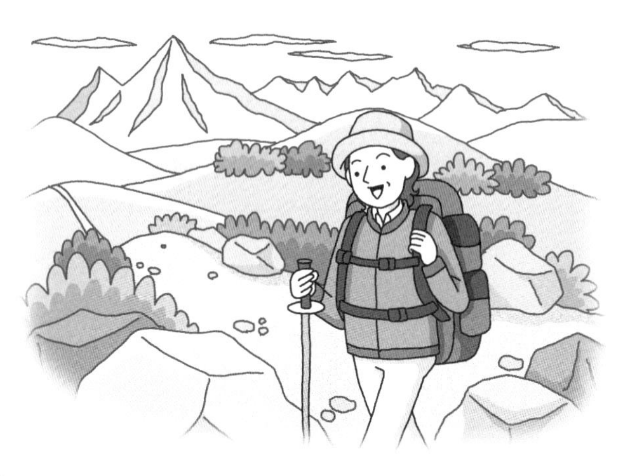

不再排出蛋白尿和血尿，盡情享受登山興趣！

後，我就不再去上游泳課了。

我從年輕時就喜歡爬山，育兒生活告一個段落之後，我又想再開始爬山。我跟我的主治醫生確認我能不能爬山時，得到的答覆是「只要不會極度疲累就沒問題」。

於是我在治療腎臟病的同時，也開始會在工作的空檔去爬山了。

到現在我已經退休，但還是維持著爬山的興趣，支撐我一路堅持過來的一個理由就是我有明確的目標。

這個目標就是「將深田久彌先生（作家兼登山家，代表作為《日本百名山》）

介紹過的一百座名山全部爬過一遍」。因此，我每個月都會出門爬山一～兩次。

我在69歲的時候，登上了對我而言的第一百座山，赤石山脈的聖岳（3013公尺），達成了我的目標。

最近，雖然我不會去爬一天要走10小時才能爬完的山，不過我還是會去走五小時就能上下山的山路。

或許是因為有持續在爬山，我覺得我平常的走路速度比同年代的人還要快。我跟認識的人說了「我現在還有在爬山」之後，他也很驚訝地回我「哇！妳的體力真好！」

之前一直很在意的蛋白尿和血尿，前陣子也消失了，現在都維持在「-」或「±」。

根據主治醫生的說明，我現在的腎功能，eGFR（估算腎絲球過濾率）是57ml/min/1.73㎡。分期為第3a期。

雖然腎功能有點低，但我成功地維持住現況，腎功能也沒出現衰退跡象，醫生也跟我說「就這樣繼續下去吧。」

聽到自己腎臟不好之後，我很擔心腎功能會逐漸衰退，「總有一天我會必須要做透析嗎……」的不安感一直留在心裡。

不過，我的腎臟狀態並沒有惡化，也沒再排出蛋白尿，穩定的狀態持續了很長一段時間。我的身體狀況也不差。

就算過了70歲，我還是能夠爬山和普通地過生活，我覺得這真是一件值得慶幸的事。

今後我也想在不會造成身體負擔的程度內繼續爬山，當作腎臟復健運動。

作者的話

廣瀨女士自從被診斷為慢性腎臟炎之後，在日常生活中一直認真地避開會讓腎功能衰退的危險因子，也就是鹽分攝取過多、高血壓、糖尿病和運動不足。

多虧了這樣的生活習慣，腎功能衰退才沒有惡化到一定的程度以上，保持著穩定的狀態直到現在。從患者自我管理的角度來看，廣瀨女士真的很了不起。

正因為廣瀨女士持續做著以爬山為主的「腎臟復健運動」，所以就算現在已經過了70歲，她還是能夠走五小時的山路。

廣瀨女士的體力甚至比同年代沒有罹患腎臟病的人還要好，明顯看得出來她的身心都處在很年輕的狀態。

腎臟復健最難的地方就是持之以恆。

就算知道這個方法對身體很好，要改變習慣還是相當困難。對慢性腎臟病的患者來說也是一樣。就算知道這個復健法能幫助改善疾病，還是有不少人無法持續下去。

從廣瀨女士的經驗談當中，可以找到幾個讓她能長期持續做腎臟復健的關鍵點。

廣瀨女士能夠在絕對不勉強自己的情況下，持續著她喜歡的爬山運動，就是因為她把這項運動當作她最愛的興趣之一，一直以來都是很開心地在享受。另外一個重要的關鍵就是她有著「征服百座名山」這個目標。

也就是說，「喜歡運動」、「把運動當成興趣」、「享受運動」和「有目標地做運動」，這樣的態度就是能讓人長期持續做腎臟復健的秘訣（上月正博）。

經驗談● 3

雖然我有糖尿病腎病變，但血糖值和血壓都降到正常值以下了！

木村達義先生　65歲　無業

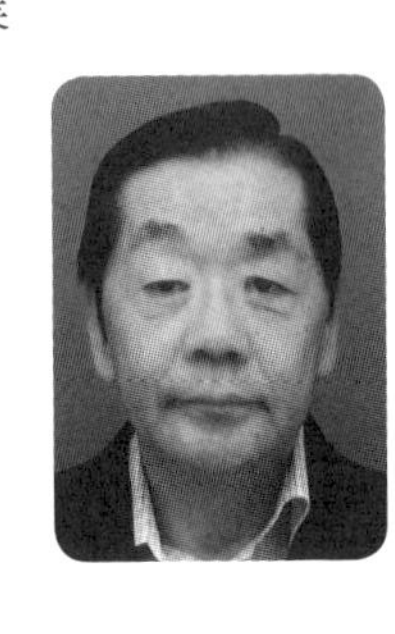

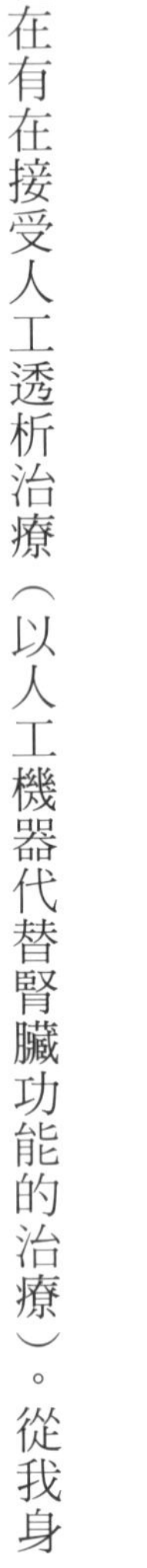

我現在有在接受人工透析治療（以人工機器代替腎臟功能的治療）。從我身為患者的經驗來看，我覺得做透析的患者可以分成三種類型。

第一種類型是，就算開始做透析，還是能像以前一樣維持著有精神的狀態。

第二種類型是，開始做透析之後，整個人變得憔悴衰弱，走路搖搖晃晃的。

第三種類型是，狀態又更加惡化，移動都必須依靠輪椅。

幸好我接受透析治療到現在已經三年了，都還是維持著很有精神的狀態。我保持活力的秘訣就是「東北大學式腎臟復健法」。

我的腎功能真正開始變差，是在60歲的時候。

不過，在那之前，我的主治醫生就跟我說過「你的腎功能正在逐漸衰退，很有可能在不久之後就要做透析了喔」。

原因是糖尿病。發現罹患糖尿病是在我大約45歲的時候。

我長年持續著暴飲暴食。因為工作的關係，我每天晚上都喝酒，作息也不正常。應該就是這種不健康的生活埋下了炸彈吧。

我在50歲之後的糖化血色素（能知道過去一到兩個月的血糖狀態的數值。6.5%以上就是糖尿病）是7%左右。血壓也偏高，收縮壓160mmHg左右，舒張壓90mmHg左右（高血壓的標準是收縮壓140mmHg以上或舒張壓90mmHg以上）。

我每個月都會去一次醫院，檢查糖尿病的狀態。

不過，雖然我會定時看診，但不代表我有認真地培養良好的生活習慣，所以那段期間糖尿病還是逐漸惡化，大概就是因為糖尿病的影響，所以腎功能才一點一點地衰退了吧。

到了腎功能真正出問題的時候，就出現了許多的自覺症狀。我會流滿身汗、水腫、頭痛和想吐，透析前還曾經住院治療過兩次，但是在那之後身體仍然一直都很不舒服。

到最後還是「只能做透析了」。

我做透析的醫院剛好有身體機能訓練室，裡面也有專屬的治療師，所以我接受治療師的指導，在不會過度勉強的範圍內開始了腎臟復健。

我在星期二、四、六必須做透析，我現在習慣在透析之前先去訓練室活動一下身體。

舉例來說，我每次都會使用跑步機和健身腳踏車，都是各十分鐘。

還有，除了醫院之外，我每天都會健走30分鐘。我家裡也有跑步機，所以在覺得走不夠的時候，我也會用跑步機在家繼續走路。

因為我很能走，每天30分鐘的健走，如果走得稍微起勁一點，還有可能會走到一個半小時。

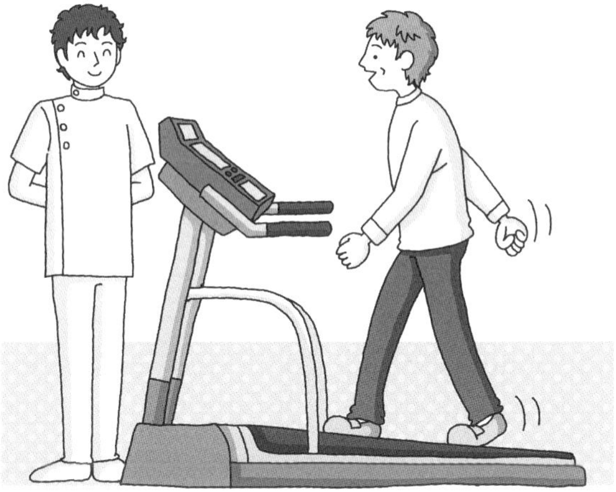

連糖化血色素也降低了，這都是腎臟復健的功勞！

另外我也有在做「腎臟復健肌力訓練」。

當然，我也養成了對腎臟比較好的飲食習慣。我認為就是因為有這些運動和改變，所以我的身體才能保持在良好的狀態。

事實上，關於我的腎功能，主治醫生每次都會說「你的數字很漂亮喔」。

現在我的糖化血色素也穩定地維持在正常值內的 5.5％。血壓方面，收縮壓降到 120~130mmHg，舒張壓則是降到了 70mmHg 左右。醫生也說我的心臟沒有問題。

另外，腎功能一旦變差，就會出現想吐、食慾不振和水腫等各種症狀。其實在做透析前我被這一堆症狀折磨得很痛苦，但是開始做腎臟復健之後，這些自覺症狀也大幅地改善了。

或許是因為有在運動，我開始有了食慾，所以體重增加了大約5公斤。我現在的體重是66公斤（身高169公分）。當然太胖也對身體不好，我覺得這是我最理想的體重。

我想，把患者分成我在開頭說的那三種類型的關鍵因素，應該就是「有沒有做腎臟復健」吧。

不少人在做透析後，運動量就會開始不夠，然後下半身變得越來越虛弱。不用多久，他們就會無法站立，必須要坐在輪椅上。

另一方面，我那些有在做腎臟復健的熟人當中，有人就算在接受透析治療還是可以去爬山。讓我實際感受到「有沒有運動」真的會出現很大的差異。

今後我也想要繼續努力做腎臟復健。

作者的話

糖尿病患者如果幾乎都不治療，生活習慣也都沒改變的話，大約過了十年就必須做透析的案例並不少。

而且，如果腎功能已經惡化到了一定的程度，就算利用飲食療法讓糖化血色素降低，想要改善腎功能還是不容易。

這種時候該怎麼辦才好呢？

以前我們知道減緩腎功能衰退速度的方法有兩種，那就是控制血壓和低蛋白飲食。

最近還發現又多了一種有用的方法，那就是培養運動的習慣。

腎臟病患者的肌力會因為各種理由逐漸衰退，但是做了腎臟復健之後，可以把失去的肌力全部再練回來。

請不要認為「我已經不行了。」然後就這樣放棄。只要跟木村先生一樣開始做腎臟復健，你連精神上都會感到煥然一新。

我看過很多人在開始做腎臟復健之後，對事情的想法和思考方式都變得樂觀又正向。

這樣一來，在控制住糖尿病之後，就能夠預期腎功能的改善了。

請務必把腎臟復健變成每天的習慣（上月正博）。

經驗談● 4

開始透析至今已25年，體力還是好到能騎腳踏車去醫院

赤間秀夫先生

70歲　無業

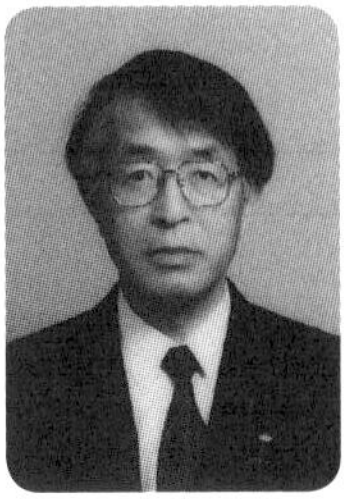

我在35歲後做的一次健康檢查，發現我罹患了一個自己從來沒想過的疾病，那就是「多囊性腎臟病」。

這是遺傳性的罕見疾病，30～40歲之前幾乎不會有症狀，但是過了這個歲數之後腎功能就會逐漸衰退，到70歲以後有半數的患者會必須要接受人工透析治療（以人工機器代替腎臟功能的治療）。

因為沒有能根治的治療方法，所以主治醫生已向我預告「不久後，你可能就要做透析了」。

而這個預告成為現實，是在我45歲的時候。

透析的種類大致可分為人工透析（血液透析）和腹膜透析。

人工透析的做法是每週去醫院大約三次，讓血液通過機器，去除掉血液中的老舊廢物和多餘的水分，讓血液變乾淨。

腹膜透析則是把透析液灌入肚子裡，利用自己的腹膜來把血液清乾淨。選擇腹膜透析的話可以自己更換透析液，所以去醫院的次數會減少，一個月只要一到兩次。

我一開始是選擇腹膜透析，持續了七年半左右，但是狀況不斷地惡化，最後還是換成了人工透析。

我開始認真做「東北大學式腎臟復健法」是在60歲之後。

當時我轉院到川平內科（參考90頁），而川平內科正好要增建一個做腎臟復健的身體機能訓練室。就是以這件事為契機，讓我決定開始嘗試運動療法。

其實真要說的話，我並不喜歡運動。所以就算每個人都說腎臟復健法對病情有幫助，我還是沒辦法持續下去。

雖然我買了齊全的運動器材放在家裡，但我很快就膩了，只有三分鐘熱度，這就是我在認真運動之前的情況。

但是，我開始在思考，如果我定期會去的醫院內有能做腎臟復健的設施，那我是不是能夠培養出良好的運動習慣呢？

結果就跟我預想的一模一樣。

我現在每週的星期一、三、五都會去醫院做六小時的透析。到醫院之後，我會先直接前往訓練室。我習慣跑步機和健身腳踏車都各使用10～15分鐘。雖然我想做到理想的30分鐘，但我常常因為覺得膩，所以合計的運動時間只有20分鐘左右。

在醫院的訓練室活動身體的過程中，我跟在裡面一起做腎臟復健的人熟識了起來，我們開始會熱絡地聊天。如此一來不但產生了互相鼓勵的效果，也成為了我持續做復健的動機。

這裡也有讓人能躺著做踩腳踏車運動的器材（手足健身車），我在做透析的時候，都會使用這個器材大約一小時。

雖然我沒辦法每天做「腎臟復健肌力訓練」，但我能做的時候都會做深蹲之類的運動。

腎臟復健確實有帶來好的影響。

我做透析到現在已經25年了，我認為在長年持續做透析的人當中，我的身體算是很有活力的。

在退休前，我做完透析後都會去上班。現在要做透析的日子我也會盡量騎腳踏車去醫院。

我在快結束腹膜透析的那段時間（50～55歲）身體非常差，每天都很不舒服。跟那段時期比起來，我現在真的算是非常有精神。

我的血壓有點高，收縮壓維持在140~150mmHg之間，舒張壓則是在80~90mmHg之間（高血壓的標準是收縮壓 140mmHg 以上或舒張壓 90mmHg 以上）。以前工作的時候一天要吃五顆降血壓藥，現在已經減到一天三顆了。

做透析的患者當中，也有不少人不想做運動。我親眼看到了這樣的人越來越

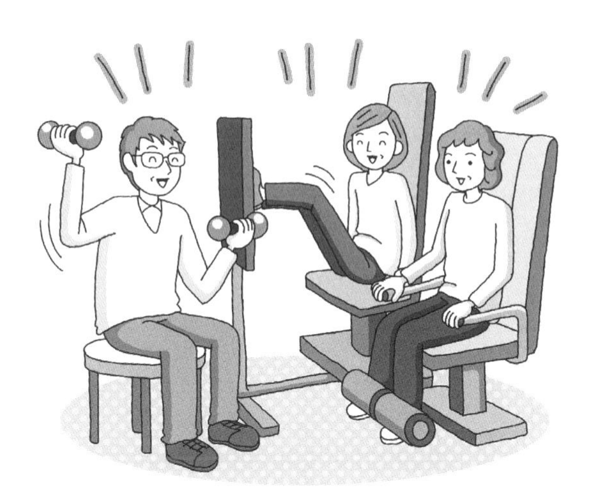

透析的孤獨感消失了！跟夥伴之間的交流成為活力的來源！

虛弱的樣子，所以我每天都能感受到腎臟復健的重要性。

透析其實是種很孤獨的治療。

很多人在那4～5小時中都靜靜地看著電視或者睡覺，也感受不到那種大家都在跟隔壁床開心聊天的氣氛。

可以說，每個患者都是很孤獨的。尤其是男性患者很容易在自己身邊築起高牆，因此也容易變得更加孤獨。

不過，在做復健的訓練室內開始運動之後，跟別人交談的機會就增加了，我跟其他患者之間的感情也自然地越來越深厚。跟阿姨們熱鬧地聊天不但能消除孤獨感，還可以讓人放鬆和轉換心情。

而且能與人交流也成為了我持續做腎臟復健的動機，所以我認為這是一個非常良好的循環。

作者的話

開始接受透析治療，不代表一定就無法過著有精神的生活。赤間先生就是能證明這句話的例子。

雖然赤間先生在做透析的日子會騎腳踏車去醫院，但因為有些人做完透析後會疲勞，走路不穩，所以我不建議全部的人都騎腳踏車。

換句話說就是，赤間先生就算長年接受透析治療，仍然成功保持著活力，所以才能夠騎腳踏車。

持續腎臟復健一段時間後，成功減少降血壓藥劑量的案例也不少。

就是因為腎臟復健的效果像這樣非常大，所以我想推薦的對象不只是保守治療期的患者，也包含有在做透析的患者。

另外，雖然赤間先生一開始嘗試的腹膜透析也有優點，但可惜的是容易引起感染之類的問題，所以現在大約九成的患者都是接受血液透析（上月正博）。

後記

我從醫學系畢業，成為住院醫師後，第一個赴任的地方是福島縣的醫院。那間醫院大力推廣著針對心臟病患者的「心臟復健法」，我在那裡實地學習到了心臟復健帶來的健康效果和這種醫療法的可能性。

在那間醫院，醫生在治癒心臟的同時，還會為了改善心臟功能的狀態而每天嘗試「復健」這種治療手法，並且得到了很棒的成果。

以新手醫生的身分進入這個場所的我，覺得這個名為復健的醫療領域在綜合醫學當中非常地有魅力。

從醫者有很多條路可以走。

舉例來說，我可以選擇當個研究者，每天看著顯微鏡，解開疾病的謎團，也可以選擇當臨床醫生，與患者一起對抗疾病。

以住院醫師身分進入的第一間醫院給我的經驗，成為了我踏入復健這個綜合醫學領域的契機。

我們不能擅自認定生病一定是不幸的事情。生病之後，我們才終於能夠注意到健康的可貴和家人朋友帶給我們的溫暖。

我相信，幫助這些已經注意到自己重要事物的人，「讓他們不會再來醫院第二次」就是所謂的復健。

不能走路的人開始能夠走路。

能夠完成以前做不到的家事。

能夠回歸休息了一陣子的職場。

能夠獨立，取回用自己的方式活下去的權利。

幫助患者完成這些目標，就是復健領域的工作。

在復健科，患者和家屬在做活動時，心裡都會有著這一類共同的目標。

因此，復健的世界總是充滿了感謝。

患者的家屬感謝全力支持他們的復健科主治醫生和工作人員，醫生和工作人員也會感謝復健團隊以及對自己的工作表達感謝的患者和家屬。

每當康復的患者跟我道謝，在我面前感動哭泣的時候，我也會打從心底感到感動，這是我身為醫生至高無上的榮幸。

我認為這種感謝的連鎖會讓做復健的現場變得明亮有朝氣，而有朝氣的環境同時也會讓我們獲得更多亮眼的成果。

跟腎臟有關的復健還是很新的領域，可以說是才剛起步。

那是因為，到目前為止治療慢性腎臟病的方法就是「靜養第一」，許多人認為復健這個提議簡直是荒唐至極！

但是，自從發現運動有可能給慢性腎臟病患者帶來良好的效果之後，我花費了20年，不斷地認真鑽研腎臟復健，利用實驗取得了許多證據，也為了讓更多人知道腎臟復健法而持續地進行各種活動。

慢性腎臟病雖然康復的可能性正在逐漸提高，但目前仍然屬於難治疾病。

我想應該有很多患者現在正處於痛苦之中吧。

正因為如此，我才希望能讓更多人知道這個一定能成為患者力量的「東北大學式腎臟復健法」。

認識腎臟復健，並實際開始進行腎臟復健，讓身體狀況慢慢改善後，患者和家屬都將會有更加光明的未來。

我相信我們花費長年歲月研發出來的復健計畫，能夠幫助患者和家屬達到這個目標。

某天為了做人工透析而來到醫院的40幾歲男性患者對我說過的一番話，至今還留在我的耳邊。

他很努力地在做腎臟復健，我從旁觀察也可以看到復健的效果越來越明顯。

我對他說「你很努力呢，辛苦了」。那位男性搖搖頭，對我說「一點也不辛苦，我是為了恢復精神才來這裡的」！並且笑了起來。那個爽朗的笑聲讓我感受到了衝擊。

因為腎臟復健讓我再次注意到，這是一種能夠讓人充滿活力、使人開朗的方法，並且引出一個人積極活下去的力量。

當然，這個理論不會只適用於有在做人工透析的患者。

腎功能開始衰退後，患者心裡不只會產生許多不安、擔憂和迷惘，同時也會經常感到徬徨無助。

我的腎臟狀況是不是會越來越糟，再也無法康復了？

以後我是不是就要做透析了？

以後我還能夠繼續工作嗎？

我是不是沒辦法過著有活力的生活了？

我的身體是不是會越來越虛弱？

已經將這本書看到最後的人，應該早就注意到了吧。「沒這回事」。

本書在出版時我受到 Makino 出版社的河村伸治先生和速水千秋小姐很多的照顧，在此誠摯地感謝他們。

我想要將這本書獻給所有對腎臟病抱持著不安與擔憂的人。

腎臟復健紀錄表

	日 (　)	日 (　)	日 (　)	日 (　)	日 (　)	日 (　)	日 (　)	日 (　)	日 (　)

月	日期	5日	日	日	日	日	日	
	星期	（四）	（　）	（　）	（　）	（　）	（　）	
早上的體重（kg）		60.2						
剛起床的血壓（mmHg）	收縮	129						
	舒張	81						
心跳數（下 / 分）		72						
腎臟復健體操		○						
腎臟復健運動		○						
一天的步數（步）		6680						
肌力訓練①單腳站		○						
肌力訓練②深蹲		×						
肌力訓練③抬臀		○						
肌力訓練④膝靠胸		×						
睡前的血壓（mmHg）	收縮	113						
	舒張	74						
其他（消耗掉的熱量、晚上的體重等等）		1645 kcal						
今天的一句話（身體狀況、做了什麼、發生的好事等等）		去大崎八幡宮參拜。健走50分鐘						

請影印下來使用。

参考文獻

[1] 社団法人日本透析医学会ホームページ
図説　わが国の慢性透析療法の現況 .
Available from: URL: http://docs.jsdt.or.jp/overview/index.html
[2] 呉学敏，上月正博 , 他：
慢性運動負荷が高血圧腎不全モデルラットの腎に及ぼす影響.
日腎会誌 41: 35-42, 1999.
[3]Kohzuki M, et al：Renal-protective effects of chronic exercise and antihypertensive therapy in hypertensive rats with renal failure. J Hypertens 19:
1877-1882, 2001.
[4] 上月正博：「安静」が危ない! 1 日で 2 歳も老化する! , さくら舎 , 2015.
[5]Roshanravan B. Robinson-Cohen C, Patel KV, et al. Association between physical performance and all-cause mortality in CKD.
J Am Soc Nephrol 2013;24:822-830.
[6]Greenwood SA, Koufaki P, Mercer TH et al. Effect of exercise training on estimated GFR, vascular health, and cardiorespiratory fitness in patients with CKD: a pilot randomized controlled trial. Am J Kidney Dis.2015; 65:425-34.
[7]Chen IR, et al. Association of walking with survival and RRT among patients
with CKD stages 3-5. Clin J Am Soc Nephrol 2014; 9:1183-1189.
[8] 上月正博：腎臓リハビリテーション 第 2 版 (上月正博編著) ,
医歯薬出版 , 2018.
[9] 厚生労働省ホームページ 平成 30 年度診療報酬改定について
http://www.mhlw.go.jp/stf/seisakunitsuite/bunya/0000188411.html
[10] 日本糖尿病学会編：糖尿病治療ガイド 2018-2019, 文光堂 , 2018.
[11] 日本腎臓リハビリテーション学会編：腎臓リハビリテーションガイドライン ,
南江堂 , 2018.
[12] 日本腎臓学会編：エビデンスに基づく CKD 診療ガイドライン 2013,
東京医学社 , 2013.

國家圖書館出版品預行編目資料

腎臟病可以靠運動治好！：第一本專為腎臟病患者打造的運動法，多人已改善腎臟功能,防止病況惡化 / 上月正博著；蘇珽詡翻譯. -- 初版. -- 新北市：大樹林, 2020.09

面；　公分. --（名醫健康書 ; 45）

ISBN 978-986-99154-2-7（平裝）

1.腎臟疾病　2.運動健康

415.81　　　　109010485

系列 / 名醫健康書45

書名 / **腎臟病可以靠運動治好！：第一本專爲腎臟病患者打造的運動法，多人已改善腎臟功能，防止病況惡化**

作　　者 / 上月正博
翻　　譯 / 蘇珽詡
編　　輯 / 王偉婷
排　　版 / 弘道實業有限公司
校　　對 / 12舟
出 版 者 / 大樹林出版社
地　　址 / 235新北市中和區中山路二段530號6樓之1
電　　話 / (02) 2222-7270　　傳　　真 / (02) 2222-1270
網　　站 / www.guidebook.com.tw
E – mail / notime.chung@msa.hinet.net
Facebook / www.facebook.com/bigtreebook
總 經 銷 / 知遠文化事業有限公司
地　　址 / 222新北市深坑區北深路三段155巷25號5樓
電　　話 / (02)2664-8800　　傳　　真 / (02)2664-8801
本版印刷 / 2022年3月

定價 / 320元　　ISBN / 978-986-99154-2-7　　

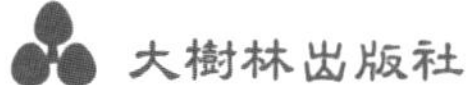

調養體質

零基礎學漢方芳療	24節氣．經絡芳療自癒全書	快速學會中醫芳療
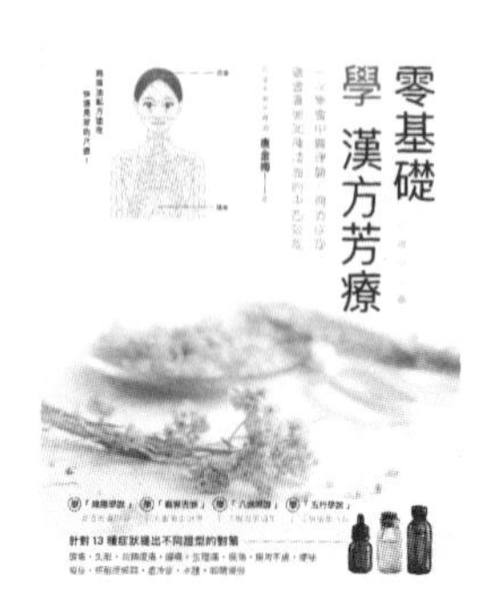	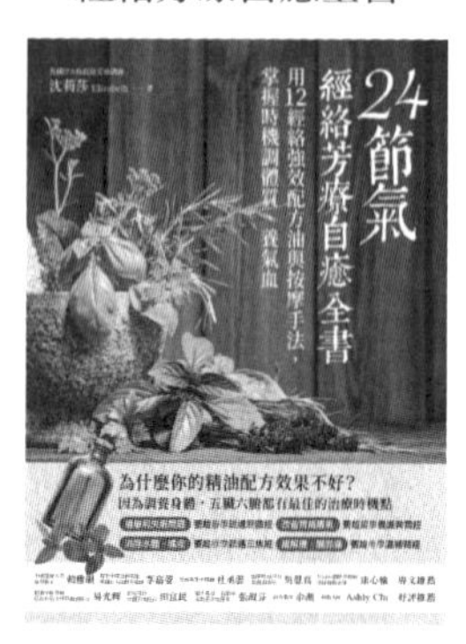	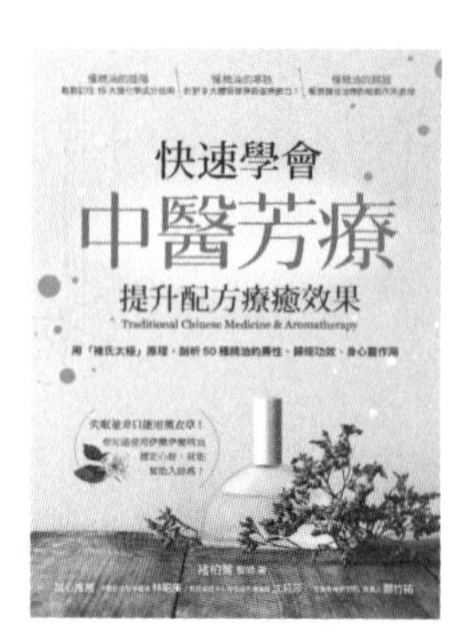

新書簡介	新書簡介	新書簡介

專業指南

破解精油	成功調製芳香治療處方	英國IFA芳香療法聖經
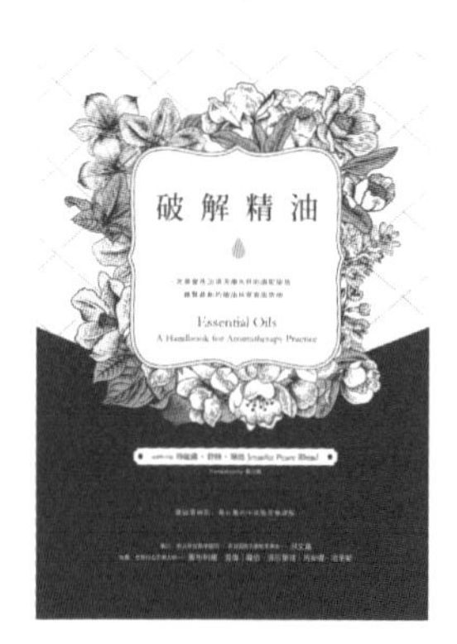	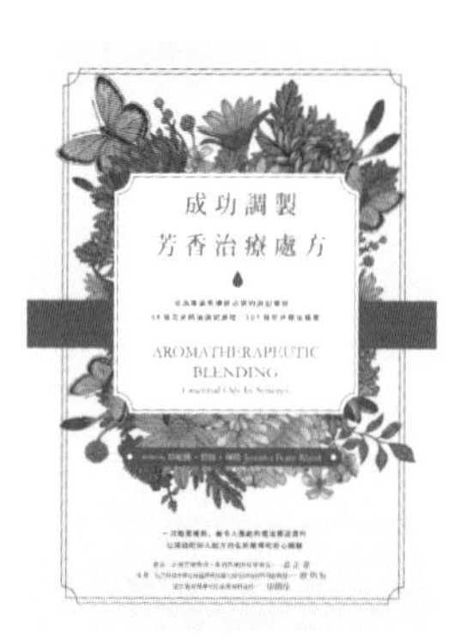	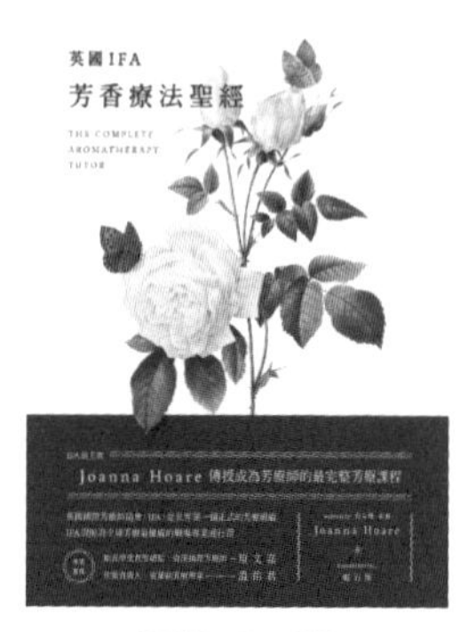

新書簡介	新書簡介	新書簡介

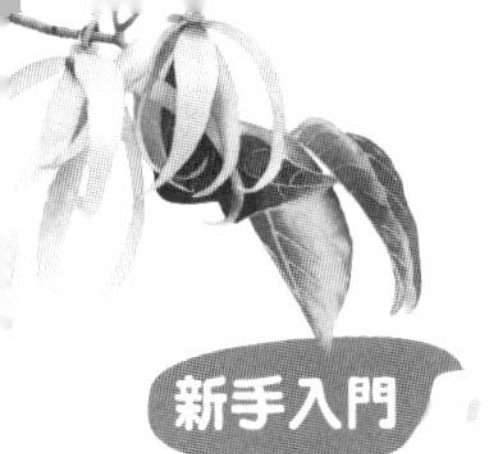

Natural Life 書系

新手入門

史上最簡單！
精油調香聖經

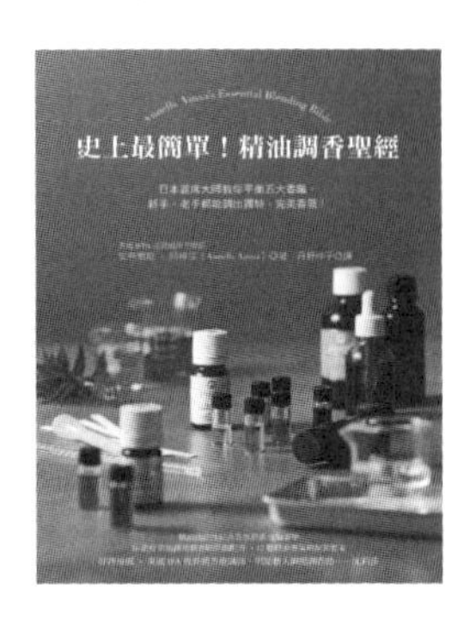

新書簡介

日本銷售第一的
芳香療法聖經

新書簡介

史上最強！
精油配方大全

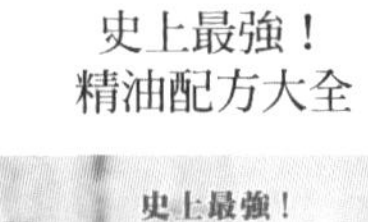

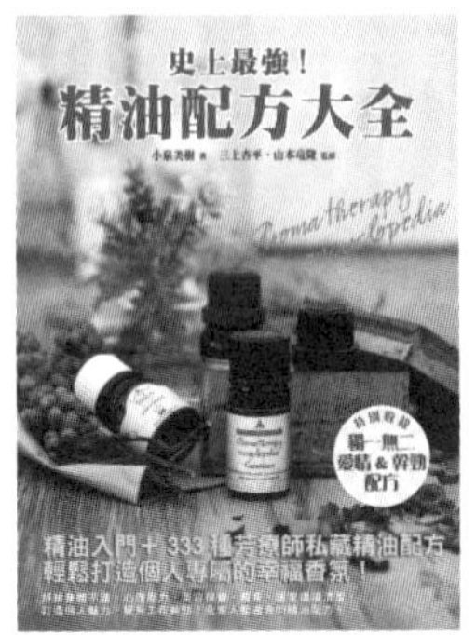

新書簡介

情緒芳療

神聖芳療卡

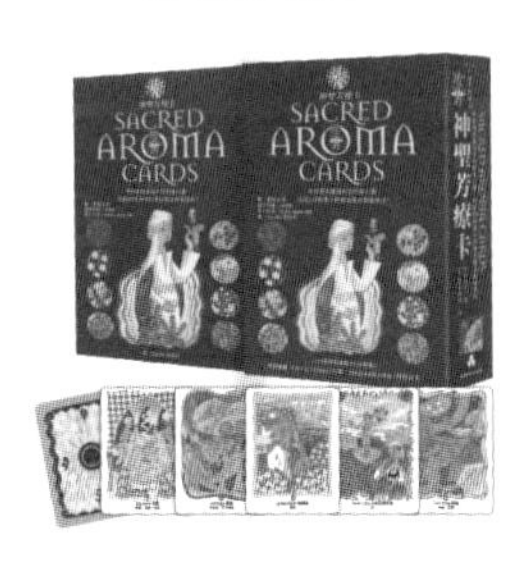

新書簡介

情緒紓壓：
英國巴赫花精療法

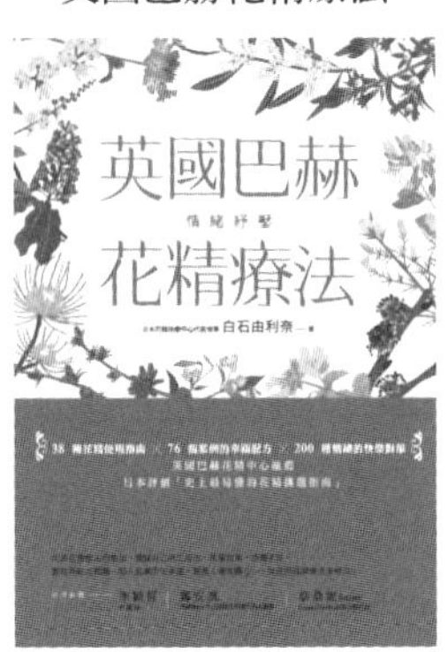

新書簡介

情緒療癒芳香療法聖經

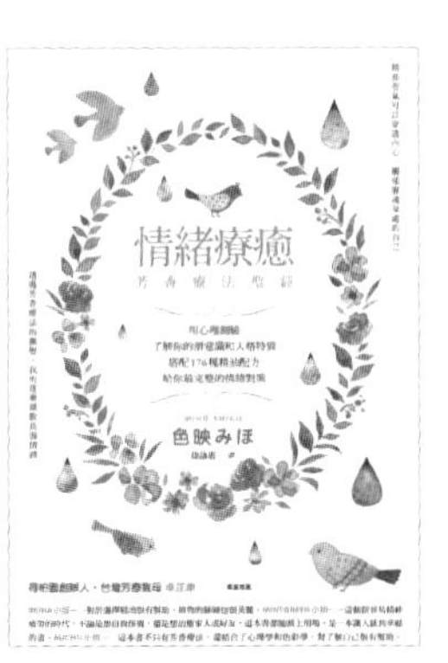

新書簡介